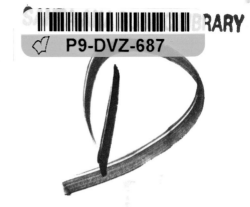

La **Dama** de los **Jugos**
PRESENTA

REMEDIOS

PARA LOS DESÓRDENES DE LA TIROIDES

CHERIE CALBOM, MC

CASA
CREACIÓN

La mayoría de los productos de Casa Creación están disponibles a un precio con descuento en cantidades de mayoreo para promociones de ventas, ofertas especiales, levantar fondos y atender necesidades educativas. Para más información, escriba a Casa Creación, 600 Rinehart Road, Lake Mary, Florida, 32746; o llame al teléfono (407) 333-7117 en Estados Unidos.

Remedios para los desórdenes de la tiroides de la Dama de los Jugos por Cherie Calbom
Publicado por Casa Creación
Una compañía de Charisma Media
600 Rinehart Road
Lake Mary, Florida 32746
www.casacreacion.com

Traducido por: www.pica6.com (con la colaboración de Salvador Eguiarte D. G.)
Director y diseño de la portada: Justin Evans

Originally published in the U.S.A. under the title:
The Juice Lady Remedies for Thyroid Disorders
Published by Siloam, a Charisma Media Company,
Lake Mary, FL 32746 USA
Copyright © 2015 Cherie Calbom

Visite la página web de la autora: www.cheriecalbom.com.

Library of Congress Control Number: 2015937333
ISBN: 978-1-62998-329-5
E-book: 978-1-62998-359-2

© 2014; por Casa Creación como *La dieta para perder peso de fin de semana*, ISBN 978-1-62136-850-2, copyright © 2014; y *El gran libro de jugos y batidos verdes*, ISBN 978-1-62136-833-5, copyright © 2013.

Impreso en los Estados Unidos de América

15 16 17 18 19 * 5 4 3 2 1

CONTENIDO

INTRODUCCIÓN

L LEGUÉ A SER conocida como la "Dama de los Jugos" en la televisión y prensa a causa de una solicitud fortuita de los dueños de la empresa Juiceman. Yo estaba viviendo en Seattle, terminando mi posgrado en la Bastyr University (una escuela de medicina natural) cuando a otra estudiante de posgrado y a mí se nos pidió que escribiéramos un pequeño folleto con recetas de jugos e información nutricional para acompañar al extractor de jugos Juiceman. Una cosa llevó a la otra y en poco tiempo ya estaba viajando por todo el país casi semanalmente como la Dama de los Jugos, para enseñarle a la gente cómo crear jugos nutritivos garantizados para renovar la salud y la vitalidad.

Desde antes de que decidiera procurar mi maestría en Nutrición, tuve un apasionado interés personal en los beneficios de la nutrición de alta calidad. Esto es porque fueron los jugos, las desintoxicaciones y comer alimentos orgánicos integrales lo que me hizo recuperar plenamente mi salud no solo una vez, sino dos veces (lea mi historia en el capítulo 1). En estos momentos no quiero hacer otra cosa más que traer a otras personas a mi lado en la travesía hacia una vida plena.

En este libro quiero presentarle los beneficios especiales de hacer jugos para mejorar o restaurar su función tiroidea. La gente necesita esta información. Demasiados de ustedes están sufriendo síntomas de desórdenes tiroideos y no saben qué esta pasando. Los médicos al parecer no pueden ayudarlos, y cuando tratan de hacerlo, sus prescripciones vienen con efectos secundarios indeseables y síntomas propios, sin mencionar los altos precios.

¿Esta listo para algo mejor? Es momento de que aprenda cómo hacer jugos altamente nutritivos en su propia cocina. Los jugos y los batidos de verduras, frutas y otros alimentos frescos pueden ayudarlo a recuperar su salud y vitalidad; y a mantenerlo saludable por el resto de su vida. Dado lo dañino de la enfermedad tiroidea grave, las alternativas sencillas a las costosas y a menudo fútiles intervenciones médicas merecen su cuidadosa consideración.

¿Por qué pasar por la dificultad de hacer su propio jugo? ¿Por qué no simplemente comprarlo? Después de todo, las tiendas ahora están abarrotadas de una creciente variedad de jugos y otras bebidas hechas de ingredientes orgánicos naturales.

La razón principal es que simplemente no se pueden obtener los beneficios nutricionales completos del jugo que no está recién hecho, sin importar con cuanto cuidado haya sido envasado y almacenado. Demasiadas vitaminas y otros nutrientes se pierden o sufren alteraciones en el jugo que no es fresco, aun y cuando haya sido producido a partir de los más finos ingredientes. La mayor parte del jugo fresco envasado es pasteurizado, lo cual quiere decir que se ha utilizado calor que mata las vitaminas, las enzimas y los biofotones.

Otra razón obvia es que sus opciones se limitarían a lo que se venda mejor. Solamente las recetas de jugos que son comercialmente viables serán elaboradas y vendidas en su tienda local. Si usted aprende a hacer sus propios jugos, batidos y otras bebidas, podrá escoger y seleccionar no solo con base en sus necesidades personales de salud, sino también en sus preferencias de sabor. Quizá nunca vuelva a comprar jugo una vez que sus papilas gustativas prueben el primer sorbo de los jugos de este libro. Dele un rápido vistazo al último capítulo, donde encontrará recetas que utilizan ingredientes más variados y numerosos de los que alguna vez podrá probar. Después de un rato usted estará creando sus propias combinaciones de ingredientes frescos y deliciosos.

Su sistema digestivo podrá absorber la nutrición rápidamente para que entre a su torrente sanguíneo y comience a lograr su compleja obra de sanidad. Las vitaminas, minerales, enzimas, fitoquímicos y

más—todos ellos extraídos de los envases de la misma naturaleza—
lo harán sentirse más saludable casi instantáneamente.

Para enfocarse en las necesidades nutricionales de su tiroides
he seleccionado de manera especial recetas de mi siempre creciente colección. Hay una razón para cada una de mis selecciones
y combinaciones, y he tratado de equilibrar los sabores y otras
preferencias personales con las necesidades cambiantes de salud
de personas como usted que no tienen todo el día para trabajar en
el huerto o estar en la cocina, pero que quieren acceder a la más
alta nutrición que es al mismo tiempo saludable y sanadora.

Jugo es un sustantivo que proviene de una acción. Cualquiera
puede aprender a hacer jugos. Para comenzar, todo lo que necesita
es un buen extractor de jugos (en mi sitio web, www.juiceladycherie
.com, encontrará recomendaciones de extractores). Hojee las recetas
de este libro hasta que una de ellas llame su atención. Abastezca
su refrigerador y los estantes de su despensa, y conecte su extractor
de jugos. En unos minutos dará su primer sorbo. Más tarde durante el día encuentre otra receta y pruébela. Después de un par
de semanas de su nueva rutina, sé que se sentirá mejor. Su aletar-
gamiento desaparecerá, y usted podrá hacer otros cambios importantes de estilo de vida. En poco tiempo usted podrá ser capaz de
decirle que no a las hormonas tiroideas sintéticas, y sus síntomas
perturbadores (incluso debilitantes) serán cosa del pasado.

¡A su salud! (Con una gran sonrisa, estoy levantando un vaso
grande de jugo fresco. Es verdad: ¡nunca me canso de él!).

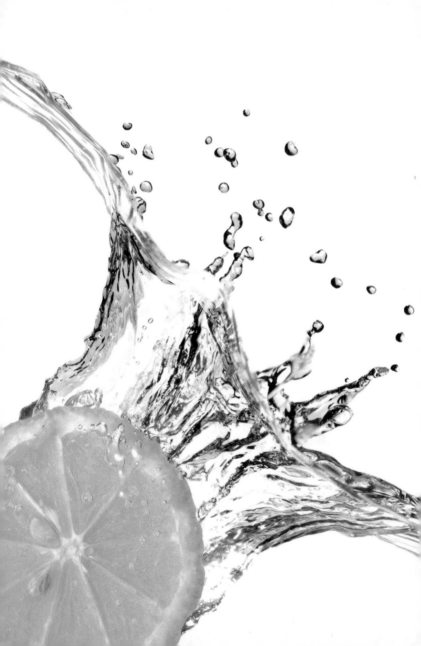

1

¿ALGUNA VEZ ME RECUPERARÉ? MI HISTORIA

SENTADA EN LA ventana un día en casa de mi padre viendo a la distancia las montañas con la cima cubierta de nieve, me imaginé que había personas disfrutando los senderos y que probablemente alguien estaba escalando la montaña ese día. Era a principios de junio y el clima era hermoso. Deseaba tener la fuerza para simplemente darle la vuelta a la manzana caminando. Pero estaba demasiado enferma y cansada; apenas podía caminar alrededor de la casa.

Había estado enferma un par de años y solamente seguía empeorando. *¿Alguna vez me recuperaré?*, me pregunté. Cuando cumplí treinta años tuve que renunciar a mi trabajo. Tenía síndrome de fatiga crónica y fibromialgia que hacían que estuviera tan enferma que no podía trabajar. Me sentía como si perpetuamente estuviera enferma de influenza. Constantemente con fiebre, glándulas inflamadas y letárgica de modo permanente; también sufría dolor constante. Me dolía el cuerpo como si hubiera estado rebotando en una lavadora.

Tuve que mudarme de regreso a casa de mi padre en Colorado para tratar de recuperarme. Pero ningún médico tenía una respuesta sobre lo que debería hacer yo para facilitar que sanara. Así que fui a algunas tiendas de alimentos saludables y miré lo que tenían, hablé con los empleados y leí algunos libros. Decidí que todo lo que había estado haciendo—como comer comida rápida, cenar granola y no comer verduras—estaba destruyendo mi salud en lugar de sanar mi cuerpo. Leí acerca de hacer jugos y de los alimentos integrales, y se me hizo lógico. Así que compré un extractor de jugos y diseñé un programa que pudiera seguir.

Durante tres meses hice y tomé jugos y comí una dieta casi perfecta de alimentos integrales durante tres meses. A lo largo de ese tiempo hubo subidas y bajadas. Había días en los que me sentía animada de estar avanzando un poco, pero había otros días en los que me sentía peor. Esos días eran desalentadores y me hacían preguntarme si la salud era un sueño elusivo. Nadie me advirtió acerca de las reacciones a la desintoxicación, que era lo que estaba experimentando. Obviamente yo estaba muy intoxicada y mi cuerpo estaba limpiándose de todo lo que me enfermaba. Esto era lo que causaba los días no tan buenos en medio de los días prometedores.

Pero una mañana desperté temprano—temprano para mí, que era como a las 8:00 a. m.—sin que sonara ninguna alarma. Sentí como si alguien me hubiera dado un cuerpo nuevo durante la noche. Tenía tanta energía que de hecho quería salir a correr. ¿Qué había sucedido? Esta nueva sensación de salud acababa de aparecer simplemente con el sol de la mañana, pero de hecho mi cuerpo había estado sanando desde tiempo atrás; simplemente no se había manifestado hasta ese día.

¡Qué sentimiento tan maravilloso de estar viva! Me veía y me sentía completamente renovada. Con mi extractor de jugos entre mi equipaje y un nuevo estilo de vida plenamente adoptado, regresé al sur de California un para de semanas más tarde para terminar de escribir mi primer libro. Durante casi un año disfruté una salud excelente y más energía y vigor de lo que podía recordar.

Entonces, de pronto, di un paso gigantesco hacia atrás.

El evento que me dejó sin aliento

El cuatro de julio era un hermoso día como tantos otros en el sur de California. Celebré el día festivo con amigos comiendo carne asada en el jardín. Esa noche nos pusimos chaquetas para aislarnos del aire fresco de la noche y vimos los fuegos artificiales iluminar el cielo nocturno. Regresé justo antes de la medianoche a la casa que estaba cuidando para unos amigos que habían salido de vacaciones, quienes vivían en un barrio encantador no muy lejos de algunos parientes míos. No mucho después de la media noche yo ya estaba en cama.

Poco tiempo después me desperté temblando. *¿Por qué hace tanto frío?*, me pregunté al tiempo que me di vuelta para ver el reloj; eran las 3:00 a. m. Entonces fue cuando me di cuenta de que la puerta al patio estaba abierta. *Me pregunto cómo habrá sucedido eso*, pensé, cuando estaba a punto de levantarme y cerrarla con seguro. Fue entonces cuando lo vi en cuclillas en las sombras de la esquina de la habitación: un joven sin camisa en pantalones cortos. Parpadeé dos veces, tratando de negar lo que estaba viendo. En lugar de huir, saltó y corrió hacia mí. Sacó un tubo de sus pantalones y comenzó a atacarme, golpeándome repetidamente sobre la cabeza y gritando: "¡Ahora estás muerta!". Luchamos, o debería decir que traté de defenderme y de quitarle el tubo. Finalmente se zafó de sus manos. Fue entonces que me estranguló hasta que perdí la conciencia. Sentí que la vida dejaba mi cuerpo.

En esos últimos segundos sabía que estaba muriendo. *Se acabó, es el final de mi vida*, pensé. Me sentí triste por las personas que me amaban y cómo se sentirían por este evento trágico. Entonces sentí mi espíritu irse en una sensación de salir de mi cuerpo y flotar hacia arriba. De repente todo estaba tranquilo y en silencio. Sentí que estaba viajando por el espacio negro en lo que parecía la velocidad de la luz. Vi lo que parecían ser luces que parpadeaban a la distancia. Pero de pronto estaba de vuelta en mi cuerpo, fuera de la casa, aferrándome a una valla al final del campo para pasear perros. No sé cómo llegué allí. Grité pidiendo ayuda con toda la energía que tenía. Fue mi tercer grito el que se llevó todas mis fuerzas. Sentí que sería mi último aliento. Cada una de las veces que grité, me desmayé y caí en el cemento. Entonces tenía que volver a levantarme. Pero esta vez una vecina me escuchó y envió a su marido a que me ayudara. En poco tiempo iba camino al hospital.

Acostada en una fría camilla a las 4:30 a. m., congelada hasta los huesos, perdiendo y recuperando la conciencia, traté de evaluar mis heridas, lo cual era virtualmente imposible. Cuando miré mi mano derecha, casi me desmayo otra vez. Mi dedo anular estaba colgando de un pequeño pedazo de piel. Mi mano estaba abierta por la mitad, y podía ver adentro de ella. Lo siguiente que supe fue que estaba siendo llevada a cirugía. Más tarde me enteré de que había sufrido graves heridas en mi cabeza, cuello, espalda y mano derecha, con múltiples heridas en la cabeza y que parte de mi cuero cabelludo fue arrancado de mi cabeza. También se me partieron varios dientes, lo cual condujo a varias endodoncias y colocación de coronas meses más tarde.

Estaba tan cansada que apenas podía arreglármelas para terminar el día. Mis glándulas suprarrenales y la tiroides estaban agotadas. La tiroides y las suprarrenales están estrechamente vinculadas. A menudo cuando las glándulas suprarrenales se agotan, también se afecta la tiroides. La fatiga suprarrenal suele desarrollarse a lo largo de un periodo debido a su estilo de vida, pero también puede aparecer por una tensión aguda como lo fue en mi caso.

Mi mano derecha soportó las heridas más severas, con dos nudillos aplastados a meros fragmentos de hueso que tenían que estar sujetados con tres alfileres metálicos. Seis meses después del ataque todavía no podía usar mi mano. El yeso que me pusieron tenía unas bandas que sujetaban el dedo anular que casi se había desprendido de mi mano y varias piezas moldeadas con formas extrañas que le daban el aspecto de haber sido sacado de una película de ciencia ficción. Me sentía y me veía peor que desesperanzada, con la parte superior de la cabeza rapada, los ojos totalmente rojos e hinchados, una herida en la cara, una mano derecha inútil, un temor aterrorizante y apenas suficiente energía para vestirme por la mañana. Era un desastre emocional.

No podía dormir por la noche, ni siquiera un minuto. Fue tortuoso. Me estaba quedando con un primo y su familia, así que no había ninguna necesidad de preocuparme acerca de la seguridad desde un punto de vista práctico, pero saberlo no me ayudaba emocionalmente. Me acostaba en la cama toda la noche con la mirada fija en el techo o en la puerta de la habitación. Tenía cinco luces que mantenía encendidas toda la noche. Trataba de leer, pero me ardían los ojos. Solamente podía dormir un rato durante el día.

Pero la peor parte fue el dolor en mi alma que casi me quitó el aliento. Todo el dolor emocional del ataque se unió con el dolor y el trauma de mi pasado para crear un tsunami emocional. Mi pasado había estado marcado por la pérdida, el trauma y la ansiedad. Mi hermano murió cuando yo tenía dos años. Mi madre murió de cáncer cuando tenía seis años. No podía recordar mucho de su muerte; los recuerdos parecían estar bloqueados. Pero mi primo me dijo que me desmayé en el funeral, que el impacto fue inmenso.

Viví los siguientes tres años con mis abuelos maternos y mi padre. Pero el abuelo John, el amor de mi vida, murió cuando yo tenía nueve años; su pérdida fue inconmensurable. Cuatro años más tarde mi padre estuvo involucrado en una situación trágica que tomaría demasiado tiempo describir aquí, pero para resumirlo: fue horrible. Ya no estaba presente en mi vida diaria. Me sentía aterrorizada por mi futuro. Mi abuela tenía ochenta y seis años. Yo no tenía idea de cuántos años más viviría ella. Al año siguiente me mudé a Oregon para vivir con una tía y un tío hasta que me gradué de la escuela media-superior.

Como probablemente se puede imaginar, envuelta en mi alma había una inmensa cantidad de angustia y dolor con todo tipo de gatillos emocionales para darme atracones. Conozco de primera mano la conducta de los desórdenes alimenticios: darse un atracón y luego no comer nada durante algunos días. Sé lo que es haber sido disparada emocionalmente y no tener ni idea de lo que encendió un atracón. Los alimentos dan consuelo inmediato. Con frecuencia es lo primero a lo que recurrimos. Así fue para mí. Pero como no quería subir mucho de peso, entonces evitaba comer un día o dos después de haberme dado un atracón.

Después del ataque, me tomó hasta la última gota de mi voluntad, fe y confianza en Dios, un trabajo espiritual profundo, ayuda de la médica alternativa, vitaminas y minerales adicionales, jugos de verduras, liberación emocional, oración de sanidad y numerosos programas de desintoxicación para sanar física, mental y emocionalmente. Conocí a un médico con una tendencia nutricional que había curado sus propios huesos rotos de lenta recuperación con muchas vitaminas y minerales por administración intravenosa. Me aplicó intravenosas similares. Tomar jugos, la desintoxicación, los suplementos nutricionales, una dieta casi perfecta, la oración y la fisioterapia ayudaron a que mis huesos y las demás lesiones sanaran.

Después de seguir este régimen durante unos nueve meses, lo que el cirujano de mi mano dijo sería imposible se volvió realidad: una mano completamente restaurada y funcional. Me dijo que nunca podría usar la mano derecha otra vez, y que no era posible implantarme nudillos plásticos debido a su mal estado. Pero mis nudillos en efecto volvieron a tomar su forma principalmente a través de la oración, y el funcionamiento de mi mano volvió. Llegó un día en que el cirujano me dijo que estaba completamente curada, y aunque admitió que no creía en los milagros, me dijo: "Eres lo más parecido que he visto a uno".

¡La sanidad de mi mano fue verdaderamente un milagro! Otra vez tenía una mano derecha útil, y mi carrera como escritora no había terminado como pensé que sucedería. Al parecer mis heridas internas fueron las más severas y las más difíciles de curar. Sin embargo, también fueron sanadas. Experimenté la sanidad de los recuerdos dolorosos y el trauma del ataque, así como de las heridas del pasado mediante la oración, la imposición de manos y un profundo trabajo de sanidad emocional. Yo las llamo los ángeles de la cocina: a las señoras que oraron por mí alrededor de su mesa de cocina semana tras semana hasta que mi alma fue restaurada. Lloré interminables baldes de lágrimas que se habían acumulado en mi alma. Todo eso necesitaba ser soltado. El perdón y dejarlo ir vino en etapas y fue parte integral de mi sanidad total. Tuve que ser honesta acerca de lo que realmente sentía y estar dispuesta a enfrentar el dolor y las emociones tóxicas confinadas dentro mío, y luego dejarlos ir. Finalmente, un día después de un largo, largo viaje me sentí libre. Llegó el momento en el que pude celebrar el Cuatro de Julio sin temor.

Hoy conozco más paz y salud de las que alguna vez pensé que podrían ser posibles. He experimentado lo que es sentirse recuperada: completa; no dañada, quebrantada, herida o impedida; sino verdaderamente sanada y restaurada en cuerpo, alma y espíritu. Ya no me aquejan los atracones emocionales.

He aprendido que mi propósito es amar a las personas para que vuelvan a la vida a través de mis escritos y la información nutricional con el fin de ayudarlas a encontrar su camino a la salud y a la sanidad. Si yo me pude recuperar de todo lo que me pasó, ellos también podrían hacerlo. Sin importar lo que alguien enfrente, hay esperanza. Quiero que usted sepa que es amado y que le envío mi amor entre las líneas de este libro, así como con el jugo y las recetas de alimentos crudos. Hay esperanza para usted.

No tiene que seguir sufriendo por los resultados del estrés y el agotamiento. Sin importar qué desafíos enfrente hay respuestas que sanarán su cuerpo, mente y espíritu. Hay un propósito para su vida, al igual que hubo para la mía. Necesita estar sano y fuerte para cumplir su propósito. Le puede ser de gran ayuda una mente positiva y un actitud optimista. Con la ayuda de Dios y la información nutricional más reciente en este libro usted podrá facilitar la sanidad de su tiroides y experimentar salud abundante. Puede aprender la manera adecuada de vivir su vida al máximo y terminar bien.

2

LA PEQUEÑA GLÁNDULA CON GRAN INFLUENCIA

La TIROIDES ES una glándula con la forma de una mariposa localizada en la base de su cuello, justo debajo de la nuez. Es una de las mayores glándulas endocrinas de su cuerpo, aunque pesa menos de una onza [28,35 g], y las hormonas que produce regulan el crecimiento y el grado de funcionamiento de muchos otros sistemas en su cuerpo. Todos los aspectos de su metabolismo—desde el ritmo al que su corazón late a lo rápido que usted quema calorías—son regulados por las hormonas tiroideas.

Se requiere solamente un pequeño cambio en los niveles hormonales para causar grandes cambios en su cuerpo. Los desequilibrios hormonales provocan que el metabolismo se desacelere, llevando a la fatiga, aumento de peso y una multitud de otros problemas. Los análisis de laboratorio pueden medir los niveles hormonales en su sangre, orina o saliva.

Los problemas de la tiroides prevalecen en este país, afectando a tantas personas como a 20% de las mujeres y a 10% de los hombres. Muchas personas nunca reciben un diagnóstico. Pero incluso para las personas que se enteran de que tienen una tiroides demasiado activa o poco activa, puede ser difícil sanar. Sin embargo, es importante esforzarse por la sanidad de esta glándula porque una tiroides saludable genera alrededor de 80% de la hormona T4 y 20% de la hormona T3 y trazas de T2, T1 y calcitonina.

La T4 es la hormona principal del metabolismo y controla muchas funciones del cuerpo. Es convertida en T3 en el hígado. Se piensa que la T1 auxilia el proceso de conversión. Si se produce

9

muy poca T4, o si la T4 que se produce no se convierte de manera apropiada en T3, todo su sistema se descontrola: la persona sufre de una variedad de síntomas como un impulso sexual bajo, fatiga en la mañana y aumento de peso. Si corta drásticamente la ingesta de calorías para bajar de peso, la privación de calorías solamente sirve para hacer más lenta la función tiroidea y genera más aumento de peso.

La T3 es crucial para la condición física porque le envía mensajes al ADN para acelerar el metabolismo e incrementar la quema de grasa. Ayuda a reducir el colesterol, mejora la memoria, mantiene un aspecto esbelto, promueve el crecimiento o el nuevo crecimiento del cabello, alivia los dolores musculares y la constipación, e incluso a algunas personas las ayuda con la infertilidad.

La T2 es conocida por tener un efecto estimulante en la enzima que convierte T4 en T3. Es eficaz para promover el metabolismo del hígado y está involucrada en la actividad del tejido del músculo del corazón. También afecta la "grasa marrón"; la grasa que es quemada en lugar de ser almacenada en el cuerpo. Todavía más, la T2 puede ayudar en la descomposición de la grasa, haciendo de ella una hormona importante para adelgazar y modelar el cuerpo.

La calcitonina, una hormona proteína, hace más lenta la liberación de calcio de los huesos; reduce la descomposición de los huesos e incrementa la densidad de los huesos. También mantiene bajos los niveles de calcio en sangre. Hay una incidencia más alta de osteoporosis entre las persona con hipotiroidismo, lo cual es lógico ya que esta glándula regula el metabolismo del calcio. Un estudio de 2007 mostró que la calcitonina podría proteger de la artrosis a las mujeres que ya habían pasado la menopausia. En el estudio se le dio calcitonina de salmón a ratas femeninas; estas mostraron menos daño en las articulaciones que a las que se les había dado un placebo.[1]

Es importante recordar que utilizar reemplazo de hormonas

tiroideas por prescripción médica es en ocasiones necesario, pero deberían ser utilizadas solamente como una solución temporal mientras que se explora la causa real del hipotiroidismo. No da ninguna ventaja mantenerse tomando medicamentos tiroideos indefinidamente aunque estas hormonas pueden reducir los síntomas. No sanan su glándula tiroides. De hecho, tienen el efecto opuesto; su cuerpo lentamente producirá menos y menos hormonas tiroideas porque hay suficientes hormonas en su sistema. Al igual que sus músculos, su tiroides se volverá cada vez más débil por falta de uso. Al mismo tiempo, usted producirá menos calcitonina, y sus huesos sufrirán.

Trastornos tiroideos

Cuando la glándula tiroides no produce suficientes hormonas tiroideas, los síntomas pueden incluir fatiga extrema, depresión y subir de peso. Esto es llamado hipotiroidismo o tiroides hipoactiva. Otra forma de enfermedad de la tiroides provoca que la glándula produzca demasiadas hormonas tiroideas; esto es conocido como hipertiroidismo o tirotoxicosis. Los síntomas de una tiroides hiperactiva incluyen irritabilidad, nerviosismo, debilidad muscular, subir de peso de manera inexplicable, perturbaciones en el sueño, problemas en la visión y oculares (un tipo de hipertiroidismo llamado la enfermedad de Graves afecta a alrededor 1% de la población; es un desorden genético autoinmune).

¿Tiene un trastorno de funcionamiento tiroideo subóptimo?

Un análisis de sangre posiblemente jamás indique que usted tenga un problema con esta glándula porque estos análisis fueron diseñados para identificar hipotiroidismo y no una función tiroidea subóptima, apenas debajo de lo normal. Y aun así los remedios nutricionales como los jugos y las dietas recomendadas en este libro se pueden aplicar con el mayor beneficio con una función tiroidea baja.

Tome el Cuestionario de Baja Salud de la Tiroides, y asígnese un punto por cada síntoma que lo describa.

CUESTIONARIO DE BAJA SALUD DE LA TIROIDES

- Problemas de apetito: severamente reducido o excesivo
- Bipolaridad (manía-depresión)
- Distensión o indigestión después de comer
- Uñas quebradizas
- Deficiencia de calcio
- Síndrome de túnel carpiano
- Mucosidad crónica en cabeza/nariz (la tiroides gobierna la producción de moco)
- Cabello áspero, seco
- Manos y pies fríos
- Constipación
- Sudoración reducida
- Depresión
- Dificultad para concentrarse
- Dificultad para respirar profundamente
- Boca seca; beber agua no ayuda mucho
- Piel seca, áspera
- Colesterol elevado
- Inestable emocionalmente
- Incremento en el tamaño del corazón
- Fatiga/falta de energía
- Sentimiento de profunda tristeza sin razón aparente

- Acúfenos
- Se es olvidadizo
- Respira con dificultad ocasionalmente
- Dedos entumecidos
- Ardor ocasional en los ojos
- Dolor en el diafragma
- SPM
- Absorción pobre de minerales
- Digestión pobre de productos animales
- Visión deficiente
- Partos prematuros
- Sangrado menstrual prolongado o pesado
- Bolsas debajo de los ojos
- Inquietud
- Sentir de presión (compresión) en el pecho
- Ciclo menstrual más corto
- Disnea
- Timidez
- Perturbaciones del sueño
- Uñas de crecimiento lento
- Ritmo cardiaco más lento
- Drenaje linfático perezoso
- Problemas en el bazo o el hígado
- Tortícolis
- Mortinatos
- Hinchazón: tobillos, párpados, rostro, pies, manos, nodos linfáticos, garganta
- Tendencia a llorar con facilidad

- Dolor al tocar las costillas bajas
- Uñas delgadas que se descascaran
- Aumento de peso o dificultades para adelgazar
- Manchas blancas en las uñas (esto también puede ser una deficiencia de cinc)

Una puntuación de veinte puntos o más puede indicar una tiroides baja. Aunque el cuestionario de tiroides pueda ayudarlo a determinar la salud de su tiroides, finalmente el mejor método de diagnóstico es la evaluación clínica de un médico conocedor de la salud tiroidea. Le recomiendo que consulte a un médico que pueda tratar su condición de manera integral.

Toxinas

La tiroides es un órgano centinela y suele ser uno de los primeros en ser impactados por la toxicidad. Según el Centro de Endocrinología Funcional de Colorado, sustancias como los ftalatos, los retardantes de fuego, el bisfenol A, las dioxinas, los perfluorocarbonos (PFC), el fluoruro, el mercurio, el perclorato, el tiocianato y los pesticidas pueden ser bastante dañinos para la función tiroidea y afectar seriamente su salud. También la radiación puede dañar la función tiroidea. Vamos a considerar más de cerca varios artículos de esta lista.

Los ftalatos incrementan la flexibilidad de los plásticos y son utilizados comúnmente en las cortinas de baño, los tubos médicos y los juguetes de plástico. También se encuentran en artículos de cuidado personal como el barniz y las cremas para uñas. Los ftalatos afectan la regulación tiroidea a través de reducir la actividad de los receptores de las hormonas tiroideas. A causa de su uso generalizado y el hecho de que los tratamientos a las aguas municipales no los remueven, están apareciendo en el agua potable.[2]

Los polibromodifenil éteres (PBDE) son sustancias retardantes del fuego que se utilizan en relleno de muebles, alfombras, tapicería, ropa, juguetes, cortinas y electrónicos. Esta sustancia se acumula con facilidad en las células grasas y ha sido vinculado con una reducción en los niveles de TSH.[3]

El Bisfenol A (BPA) es utilizado comúnmente en botellas de agua de policarbono, botellas para bebés, juguetes de plástico, tubos médicos, empaque de alimentos y selladores dentales. También han sido vinculados con daño en los receptores tiroideos y la función tiroidea.[4]

Las dioxinas incluyendo los policlorobifenilos (PCV), las policlorodibenzodioxinas (PCDD) y los policloro-dibenzofuranos (PCDF), son productos secundarios de los procesos industriales como el blanqueado de papel con cloro, la elaboración de pesticidas y la fundición de metales. ¿Ha escuchado acerca del Agente Naranja durante la Guerra de Vietnam? Las dioxinas eran parte de esta arma biológica tóxica. Entre otras cosas, estas sustancias interfieren con la producción, transporte y metabolismo de las hormonas tiroideas.[5]

Los perfluorocarbonos o sustancias perfluoroalquiladas (PFOA [ácido perfluoroctánico] y PFOS [sulfonatos de perfluorooctano]) utilizadas en utensilios de cocina antiadherentes, materiales resistentes a las manchas y empaques de alimentos han sido vinculados con menores niveles de hormonas tiroideas.[6]

El perclorato es un producto secundario de la producción de combustible para cohetes que ha aparecido en el agua potable, en ciertas frutas y verduras y en productos lácteo de vacas que comen pastos contaminados. Puede inhibir la absorción de yodo, llevando a un bajo funcionamiento de la tiroides.[7]

El tiocianato es una sustancia que se encuentra en cigarrillos y ciertos alimentos, y al igual que el perclorato, puede inhibir la absorción de yodo y por lo tanto llevar a una menor producción de las hormonas tiroideas.[8]

Una de las mejores cosas que puede hacer para evitar todo esto es comprar solamente frutas y verduras orgánicas ya que los pesticidas rociados sobre alimentos no orgánicos con frecuencia contienen compuestos estrogénicos que pueden afectar el sistema endocrino (hormonal) el cual incluye a la tiroides. Evite todas las botellas de agua de plástico. Las botellas de agua de vidrio son mejores. Compre un sistema de purificación de agua de alta calidad. Utilice un filtro de aire en su casa. Cocine solamente con utensilios de cocina hechos con productos naturales. Escoja telas, ropa de cama, toallas, alfombras y colchones orgánicos para su casa.

Limpie con productos naturales amigables con la ecología. Y escoja productos de cuidado personal orgánicos libres de sustancias químicas y fragancias. Para asegurarse de deshacerse de las toxinas dañinas que se han acumulado en su sistema, desintoxique su cuerpo por lo menos una vez al año, pero preferiblemente dos veces al año.

ALERGIAS ALIMENTARIAS Y LA FUNCIÓN DE LA TIROIDES

Con respecto a las alergias relacionadas con los alimentos que afectan la glándula tiroides, no es como comer un cacahuete o un camarón y obtener una reacción inmediata. El tipo de reacción que afecta la función tiroidea es una interacción retrasada con los antígenos alimenticios que puede suceder hasta cuatro días después de haber consumido el alimento.

Las dos reacciones prevalecientes relacionadas con los alimentos provienen de los lácteos y el trigo modernos. Estos dos alimentos son conocidos en medicina alternativa por estar altamente correlacionados con tiroiditis autoinmune. Los lácteos y el gluten de trigo son removidos con frecuencia de las dietas de pacientes tiroideos con éxito. Un estudio reportado en la revista médica *The Journal of Clinical Gastroenterology* demuestra que las personas alérgicas al gluten estaban en un mucho mayor riesgo de anormalidades tiroideas.[9]

Radiación

Se sabe que la exposición a la radiación incrementa el riesgo del cáncer tiroideo. La exposición ambiental, como la proveniente de las nucloeléctricas y la contaminación radioactiva, así como por la exposición a procedimientos médicos son problemáticas. Los escáneres en los aeropuertos presentan más que un problema para desarrollar cáncer en la piel. El riesgo de las enfermedades tiroideas a causa de la exposición a la radiación incrementa en los individuos que son yodo deficientes. Cuando complementa su dieta con yodo, el yodo es consumido por la glándula tiroides, el cual luego bloquea la recepción de radiación de la tiroides, reduciendo su riesgo de cáncer en la tiroides: una epidemia en los Estados Unidos probablemente debida en parte a un exceso de tomografías combinadas con deficiencia de yodo. El yoduro de potasio es utilizado para tratar una emergencia de radiación provocada por exposición a yoduros radioactivos, pero el exceso de yodo puede ser dañino para la salud. No obstante, el yodo soluble en agua parece ser mucho menos problemático.

Es mejor incrementar su ingesta de yodo con alimentos tales como el polvo de kelp, dulse, verduras marinas, mariscos y arándanos (todos ricos en yodo) porque el yodo radioactivo caerá en los sitios de receptores de yodo que no tienen yodo en ellos como resultado de deficiencias de yodo.

También es importante incrementar su ingesta de antioxidantes. La radiación dentro del cuerpo genera cantidades masivas de radicales libres dañinos que pueden perjudicar su ADN, lo cual puede llevar a padecer cáncer una década o dos después. Por lo tanto es imperativo maximizar su ingesta general de antioxidantes a través de hacer y beber jugos y comer abundantes verduras, especialmente las de hoja oscura, además de tomar adicionalmente vitamina C y E, selenio, acetilcisteína, ácido lipoico y coenzima Q [ubiquinona]10.

Lamentablemente el sistema de defensa de antioxidantes de

muchos estadounidenses está en malas condiciones. La espirulina y la clorela son ricas en antioxidantes y fueron utilizadas ampliamente por los rusos después del desastre de la planta nuclear de Chernobyl. El miso también protege y ayuda a la persona que ha sido expuesta a la radiación. Fue utilizado en Japón después de la Segunda Guerra Mundial. Después del bombardeo de Nagasaki, un grupo de médicos macrobióticos y sus pacientes evitaron la enfermedad por radiación y no se enfermaron de leucemia a través de consumir arroz integral, miso y alga.[10]

Haga y beba jugo de alimentos ricos en clorofila como el pasto de trigo, la cebadilla ratonera, col rizada, hojas de berza, acelga roja, perejil, rapini, grelo, hojas de colinabo y hojas de diente de león que ayudan a fortalecer las células, transportar oxígeno y desintoxicar la sangre y el hígado, ayudando a neutralizar elementos contaminantes y estimular la producción de ARN (yo recomiendo hacerlos jugo porque puede consumir mucho más al beber su jugo que solamente comiendo las plantas). También coma verduras y haga y beba jugo de verduras que contengan sulfuro incluyendo brócoli, repollo, hojas de mostaza y ajo que se combinan con los metales pesados y evitan el daño de los radicales libres. El cilantro ayuda a remover metales pesados y materiales radioactivos del cerebro. Haga jugo con un gran puñado de cilantro todos los días.

Tome baños con bicarbonato de sodio y sales de magnesio. El uranio se enlazará con el bicarbonato de sodio (polvo para hornear). Esto ayudará a proteger los riñones y a limpiar el cuerpo. Para combatir la contaminación radioactiva o la exposición a la radiación, comience utilizando una libra [453,6 g] de bicarbonato de sodio en un baño; añádale magnesio en forma de hojuelas de baño, sal del Mar Muerto o sal de Epsom.

Otras sustancias

Cafeína y alcohol. Es importante evitar el café, el té negro, el té verde, los refrescos, el chocolate y todas las bebidas alcohólicas.

Las vacunas. El timerosal que es el conservador utilizado en muchas vacunas, contiene mercurio. También ha sido usado en soluciones para lentes de contacto, gotas oculares e inmunoglo-bulinas. Adicionalmente es utilizado en pruebas de parche en personas que tienen dermatitis, conjuntivitis y otras reacciones alérgicas potenciales. El cuerpo utiliza selenio para estabilizar el mercurio en el cuerpo y evitar que haga daño. Similar a lo que sucede con los halógenos y el yodo, el mercurio gasta este valioso nutriente, además de provocar muchos otros problemas.

Campos electromagnéticos (CEM). Los CEM se encuentra en todas partes en nuestro mundo moderno: microondas, teléfono celular, reloj despertador, cables eléctricos y la lista sigue y sigue. Todos emiten ondas electromagnéticas que se sabe penetran e influyen en el cuerpo. La tiroides puede estar entre los órganos más sensibles a la radiación de los CEM. Un estudio descrito en la edición de julio de 2005 de *Toxicology Letters* muestra lo sensible que es la tiroides a los CEM. En este estudio los investigadores observaron el efecto de una dosis de CEM emitida por un teléfono celular. Los investigadores querían ver qué tanto este nivel de CEM afectaba la función tiroidea. La T3, la T4 y la tirotropina (TSH) todas disminuyeron un grado significativo bajo la influencia de los CEM.[11]

Muchas condiciones tiroideas se deben a problemas en las glándulas suprarrenales

Es importante comprender que en muchos casos una glándula tiroides con un mal funcionamiento no es la verdadera causa de la condición hipotiroidea. Otras zonas del cuerpo pueden ser responsables, y aunque varias áreas del cuerpo pueden ser afectadas, en muchos casos las glándulas suprarrenales debilitadas es lo que lleva al desarrollo de una baja función tiroidea.

Si un profesional del cuidado de la salud dirige el tratamiento solamente hacia la glándula tiroides e ignora las glándulas suprarrenales y otras áreas y factores, quizá no haya oportunidad de restaurar la función tiroidea o suprarrenal de vuelta a la normalidad. Solamente recetar medicamentos para la tiroides por el resto de la vida de la persona (o yodo radioactivo para los que padecen hipertiroidismo) no abordará el problema raíz. Todo el sistema endocrino, incluyendo las glándulas suprarrenales, necesita ser evaluado.

¿Qué provoca la fatiga suprarrenal?

La fatiga suprarrenal con frecuencia se desarrolla a lo largo de varios años debido a factores de un estilo de vida poco saludable como malos hábitos de alimentación, malos patrones de sueño o estrés crónico que a su vez afectan la tiroides. Por ejemplo, alguien que consume muchos alimentos y azúcares refinados tendrá un desequilibrio en las hormonas insulina y cortisol. Comer pobremente puede, con el tiempo, llevar a resistencia a la insulina y finalmente a la diabetes que toma años para desarrollarse. La constante secreción de cortisol como respuesta a comer mal o tratar con estrés crónico puede debilitar las glándulas suprarrenales y finalmente llevar a la fatiga suprarrenal.

De modo similar, no dormir lo suficiente, puede debilitar las suprarrenales. Muchas personas se acuestan tarde por ver televisión, navegar la internet, salir con amigos, trabajar o estudiar. Obtienen apenas cinco a siete horas de sueño; algunos incluso menos. Esto no es suficiente. La mayoría de la gente necesita ocho horas de sueño; algunos incluso más. Una noche de poco sueño ocasional no es un problema, pero sobre una base regular puede afectar los niveles de cortisol y debilitar las glándulas suprarrenales. Y no tratar con el estrés de manera eficaz tiene un efecto similar en las glándulas suprarrenales y la glándula tiroides, debilitando a ambas.

Un trauma, ya sea de naturaleza física o emocional, como un accidente automovilístico, el abuso físico o emocional, la muerte de un ser querido, un divorcio o la pérdida del empleo puede disparar este desorden también. Esto no significa que tales traumas provoquen el desarrollo inmediato de la fatiga suprarrenal o problemas con la tiroides, pero pueden ser el gatillo que con el tiempo lleve a este desarrollo.

Cuando se debilitan las glándulas suprarrenales, todo el cuerpo entra en un estado de catabolismo: el cuerpo comienza a degradarse. Cuando el cuerpo se encuentra en un estado catabólico, la glándula tiroides desacelera (se vuelve hipotiroidea) en un intento por conservar energía y evitar que el cuerpo se degrade aún más. Esto es lógico, ya que el hipotiroidismo desacelera el metabolismo.

No existe una bala mágica o suplemento que pueda curar rápidamente estas condiciones. Pero a través de cambiar su estilo de vida puede sanar estas glándulas y restaurar su salud. No suele tomar mucho tiempo antes de que comience a sentirse mejor y que los síntomas aminoren en pocas semanas si se adhiere estrictamente a un régimen planificado cuidadosamente de jugos y alimentos vivos. No obstante, tomará tiempo sanar completamente. Es muy importante recordar que cuando comience a sentirse un poco mejor no debería abandonar su programa de estilo de vida saludable.

Después de mi ataque me vino fatiga suprarrenal

Si usted leyó el capítulo 1, usted sabe que fui atacada en la noche por un ladrón cuando estaba cuidando la casa de unos amigos. Después del ataque sufrí fatiga suprarrenal extrema. Estaba tan cansada que apenas podía arreglármelas para terminar el día. Se sentía como si tuviera una bola de acero y una cadena alrededor de mi cuerpo. Solamente vestirse en la mañana era un esfuerzo inmenso. Recuerdo sentarme en el suelo en la esquina de mi habitación pensando que estaba tan cansada que no me podía levantar del suelo. La vida era tan dolorosa y difícil que no parecía valer la pena seguir adelante. Recuerdo pensar que podría ir a lo profundo de mi alma donde había paz y esconderme. Pero recordé algo acerca del estado catatónico (uno de casi inconsciencia con frecuencia producido por un choque) cuando estudié introducción a la psicología. Mi profesor había mencionado que era difícil sacar a la gente de ese estado. Pensé que más me valía no ir allí solo en caso de que no quisiera seguir estando allí algún día. Decidí resistir un día más, aun sobre un delgado hilo de esperanza de que las cosas podrían mejorar. Obviamente, mejoraron.

Vi mi fotografía en mi sitio web el otro día. No parecía ser posible que la persona saludable que estaba viendo era la misma persona que alguna vez se sentó en esa habitación a punto de "tirar la toalla" para siempre.

Sanar las suprarrenales, de hecho todo el cuerpo, requiere trabajo. Se requiere la mejor nutrición que posiblemente pueda comer y beber, con mucho de ello siendo alimentos vivos ricos en biofotones que le dan vida a su cuerpo. Se requieren suplementos nutricionales de calidad superior, junto con oración y un intenso trabajo emocional.

Usted puede restaurar las suprarrenales agotadas que están tan exhaustas que apenas y producen cortisol. Usted puede sanar su cuerpo que se siente demasiado cansado como para moverse. Sé que usted puede hacerlo. Si yo pude hacerlo, también usted. No somos tan diferentes, usted y yo. Así que, ¡adelante, hágalo! Dé todo lo que tenga. Un día, mi amigo, usted estará viviendo su sueño también, así como yo estoy viviendo el mío.

Las enfermedades suprarrenales, los desequilibrios endocrinos y las enfermedades tiroideas son demasiado prevalecientes como para ignorarlas, especialmente por su conexión con las enfermedades autoinmunes. En nuestro ambiente alto en estrés y altamente tóxico, nadie puede darse el lujo de ignorar información que puede prevenir o eliminar a este ladrón insidioso de energía y vitalidad.

Siga leyendo para descubrir lo que puede hacer para restaurar el balance saludable y el funcionamiento eficaz de todo su sistema endocrino, especialmente de su glándula tiroides.

FACTORES DE ESTILO DE VIDA QUE PODRÍAN CONTRIBUIR CON LA FATIGA SUPRARRENAL

- Falta de sueño.
- Mala selección de alimentos (harina blanca, poca fibra, azúcar, muy pocas frutas y verduras, falta de alimentos crudos).

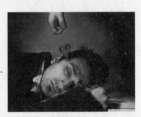

- Utilizar alimentos dulces o salados y bebidas edulcoradas o con cafeína como estimulantes al estar cansado.
- Dormirse tarde, a pesar de estar cansado.
- Sentirse o actuar como si fuera impotente.
- Impulsarse continuamente a usted mismo.
- Esforzarse por ser perfecto.
- Mantenerse en dilemas o situaciones en las que nadie gana.
- Muy pocas actividades disfrutables y rejuvenecedoras.
- Trauma, pérdida, choque, decepción extrema.

CÓMO VOLVER A ESTAR
MEJOR QUE NORMAL

L A MAYORÍA DE los estadounidenses viven una existencia subóptima: salud mediocre, poca energía, depresión, falta de gozo, memoria pobre, poco sueño y una variedad de dolencias, dolores y achaques. La buena salud y la vida gozosa son suyos por derecho de nacimiento. Usted puede avanzar hacia esta calidad de vida todos los días si escoge el estilo de vida correcto que mejorará su índice metabólico basal y hace posible que usted tenga toda la energía que necesita.

Como la Dama de los Jugos he desarrollado lineamientos de estilo de vida que incluyen una dieta fundamental basada en jugos, batidos y alimentos vivos. Así es como se vería un "día de hacer y beber jugos y de comer alimentos vivos": Beba entre 12 y 16 onzas [254,9 a 473,2 ml] de jugo de verduras, o haga un vaso de jugo y un batido verde, preferiblemente uno en la mañana para energizarlo y otro en la tarde para mantenerlo andando. Coma una o dos ensaladas o porciones grandes de ensalada o verduras crudas o una sopa de energía cruda. Usted podría escoger una pieza de fruta baja en azúcar o algunas verduras crudas como refrigerio. A eso le puede añadir un cuarto de su comida cocida.

Si tiene problemas de tiroides u otra enfermedad o padecimiento, entonces es recomendable que un porcentaje mayor de sus alimentos sean crudos (hechos jugo o licuados si tiene problemas digestivos significativos) y que ocasionalmente pase un día o dos solamente tomando jugo de verduras fresco (ayuno de jugos) para ayudar a desintoxicar su sistema.

¿Ha notado que cuando en un día come principalmente alimentos cocidos con muy pocos alimentos vivos, quiere comer más y más? Yo experimenté eso recientemente. Me sirvieron alimentos principalmente cocidos en dos eventos diferentes en un día; todos ellos alimentos integrales, pero como 90% estaba cocido al final del día yo seguía con hambre. Eran las 9:00 p.m. y yo quería comer algo más. Mi cuerpo estaba requiriendo alimentos vivos. Un pequeño vaso de jugo fue la solución; el deseo interno se fue. Aquí es donde el jugo fresco de verduras es tan sorprendente. Sacia bastante. Cuando bebe libremente jugos crudos, puede experimentar el antídoto disponible más eficaz de corto plazo a los antojos, la fatiga y el estrés.

Muchas personas llaman o escriben por correo electrónico para decir que se sienten mucho mejor desde que comenzaron el estilo de vida de alimentos vivos de la Dama de los Jugos. Recientemente recibí la llamada de una mujer que dijo esas mismas palabras exactas. Había notado una tremenda cantidad de energía desde que comenzó el programa de alimentos vivos y jugos una semana antes. Antes de eso, hubo ocasiones en las que ni siquiera había querido salir de casa durante días porque estaba muy fatigada. Ahora siente ganas de salir y de hacer cosas todo el tiempo.

Casi milagroso

¿Cómo puede una cosa tan sencilla generar una diferencia tan enorme?

Los jugos crudos y los alimentos vivos están empacados con una cornucopia de nutrientes, incluyendo biofotones: esos rayos de luz y energía que las plantas reciben del sol. Cuando cocinamos, esos hermosos rayos de energía son destruidos o se encogen mucho. Dos investigadores han descubierto que la energía luminosa de los biofotones es un aspecto importante de los alimentos. Entre más luz puede almacenar un alimento, más benéfico es. Las frutas y verduras que han sido cultivadas de manera natural y que se maduran en el sol son fuertes fuentes de energía luminosa. Numerosas partículas diminutas de luz—biofotones, las unidades de luz más pequeñas—se abren paso a nuestras células cuando comemos estos alimentos. Le brindan a nuestro cuerpo información importante y controlan procesos complejos como ordenar y regular nuestras células.[1] Cuando bebe un gran vaso de jugo de verduras fresco y su día está más enfocado en los alimentos vivos que en los cocinados o procesados, todo su ambiente interno cambia. A medida que consume más alimentos vivos, requiere menos calorías porque los biofotones lo ayudan a impulsar la mitocondria de sus células: los pequeños hornos de energía que bombean ATP (adenosín trifosfato, la energía que es usada por las células). También alimentan su ADN, que almacena 90% de los biofotones encontrados en sus células. Como los biofotones llevan información biológica de la planta a su cuerpo, es como recibir la descarga de software o que un técnico en computación tome el control de su computadora vía remota para arreglar cosas que usted no puede comenzar a corregir. Así como el técnico en computación arregla errores en su computadora, los biofotones ayudan a arreglar errores que hayan tenido lugar dentro del cuerpo.[2]

¡Listo! Usted comienza a sentirse mejor, más ligero y con más energía a medida que pasa el tiempo. Su sueño mejora, y probablemente requiera menos de él. Su mente se vuelve más alerta y creativa. Ya no se encontrará en una neblina desorganizada porque los biofotones le ayudan a su mente y a su cuerpo a cobrar vida. Usted experimentará más energía mental y su creatividad mejorará también gracias a la estimulación eléctrica de los biofotones (¿podría ser este el freno de la demencia o de la enfermedad temprana de Alzheimer?).

Su metabolismo también incrementa su actividad y usted quema más calorías, lo cual lo ayuda a estar en buena condición física con mayor facilidad. Y en el proceso, su salud en general mejora. Los síntomas de una mala salud, los achaques y las enfermedades crónicas comienzan a sanar. ¡Toda su vida cambia!

Viva a su máximo potencial

Cuando comemos alimentos vivos, todo nuestro terreno biológico opera al máximo desempeño. "El terreno biológico" es el sistema de una célula además del ambiente que la rodea. Se compone de fluidos, vitaminas, minerales, elementos traza, enzimas, residuos y microorganismos. Cuando su ambiente interno se sobrecarga de toxinas, residuos y patógenos como hongos, mohos, virus o bacterias, cuando es deficiente en nutrientes esenciales o demasiado ácido o muy alcalino, la vitalidad de nuestras células disminuye y nuestro sistema inmune está sobretrabajado. Entonces nos volvemos susceptibles a la fatiga, los achaques y las enfermedades.

Los alimentos y los jugos crudos limpian el cuerpo de residuos y toxinas almacenados que interfieren con el funcionamiento apropiado de las células, las glándulas y los órganos. Proveen una abundancia de vitaminas, minerales, enzimas, fitonutrientes, biofotones y antioxidantes que incrementan el potencial microeléctrico de cada célula. Esto mejora el uso del oxígeno del cuerpo de modo que los músculos y el cerebro son llenos de energía. Un terreno biológico saludable y vibrante es fundamental para una salud óptima. Esto le permite a nuestras células, órganos y sistemas la mejor oportunidad para hacer el trabajo para el que fueron diseñados. Un estilo de vida de alimentos vivos puede ayudarlo a mejorar su salud. Con una bioquímica saludable nuestro cuerpo puede manejar el estrés y los desafíos con mucha mayor eficacia. Es solamente cuando ponemos alimentos congestionantes, empobrecidos en nutrientes y tóxicos en nuestro cuerpo que lo destruimos y promovemos la enfermedad. Una dieta de alimentos vivos lleva a una salud sanadora y vibrante.

¿Alguna vez ha sentido como si estuviera haciendo las cosas mecánicamente, existiendo más que viviendo sus sueños y su propósito? Eso puede cambiar. Usted puede estar tan supercargado de salud que viva una vida de gozo y tenga claridad de mente y paz en el alma. Cuando cuida bien su cuerpo con el tipo de dieta recomendado en este libro, usted tendrá estabilidad emocional y un sistema inmune más fuerte. Usted podrá manejar mejor el estrés que nunca antes porque sus nervios no estarán de punta con cafeína y azúcar. Y su fuerza de voluntad se fortalecerá; un cuerpo débil con frecuencia equivale a una voluntad débil.

Quizá parezca demasiado simplista decir que lo que come pueda tener un impacto tan profundo en su salud. Los propietarios de caballos de carreras pura sangre conocen la importancia de una dieta superior: buena alfalfa y granos de calidad incluyendo avena, sales minerales y vitaminas. Usted no sorprendería al propietario de un caballo de carreras dándole siquiera un pequeño "gusto" de alimento malo, si es inteligente.

No somos tan diferentes de los caballos de carreras. Si queremos ganar las carreras de nuestra vida, necesitamos una dieta excelente; una que brinde calidad y energía, una que nos lleve al final de nuestra pista.

También están los Seahawks. El chef Mac McNabb dice que sus comidas orgánicas de energía han tenido su parte en el éxito del equipo. Él no tiene que estar preocupado por el precio de un plato fuerte de salmón y márgenes de ganancia. "Todo es carne orgánica de la mejor calidad—res alimentada con pasto, pollo de campo—y pocos si es que algunos alimentos modificados genéticamente", informó el *Seattle Times*. Nada de refrescos o comida chatarra. No se hacen alimentos fritos en esta cocina; incluso las papas a la francesa son horneadas. Para después de las prácticas, cuando el chef presenta una estación de pasta, muchos jugadores escogen algo más ligero. Los días en que jugadores como el ex tacle defensivo, Chad

Eaton, se comía tres bistecs de 22 onzas [623,7 g] en una sentada son escasos. Este equipo está comiendo para ganar.[3]

¿Qué hay acerca de usted? ¿Para qué está comiendo?

Cómo lograr un buen peso con hipotiroidismo

Las personas con una tiroides hipoactiva (hipotiroidismo) tienden a tener un índice metabólico basal sumamente bajo. Uno de los síntomas más notorios de una tiroides con un funcionamiento bajo es la acumulación de peso y la dificultad para adelgazar. Algunas veces una tiroides hiperactiva puede aparentar ser una hipoactiva a través de generar aumento de peso, pero esto es menos común. Para las personas con una tiroides de bajo funcionamiento que están haciendo dieta, su metabolismo continúa desacelerando a la par que las calorías son reducidas. Esa es la razón por la que algunas personas con hipotiroidismo pueden subir de peso incluso cuando restrinjan severamente sus calorías.

Más mujeres que hombres sufren de una tiroides perezosa, o hipotiroidismo, y muchas más mujeres que hombres con problemas de tiroides tienen problemas con subir de peso. La mayoría de los problemas con la tiroides ocurren dentro de la glándula misma, pero con frecuencia no son descubiertos hasta que otros desequilibrios hormonales se desarrollan. Con frecuencia los problemas con la tiroides aparecen al mismo tiempo que la menopausia y aumento de peso.

Los problemas con la tiroides se desarrollan más en mujeres que en hombres porque:

- Con frecuencia las mujeres pasan gran parte de su vida haciendo dieta en un patrón sube y baja de comer en exceso y ayuno estricto. Esto socava el metabolismo y reduce el índice metabólico, un factor multifacético que impacta la tiroides, especialmente durante la perimenopausia.

- Las mujeres más que los hombres tienden a internalizar el estrés, que afecta las glándulas suprarrenales y tiroides. Las glándulas suprarrenales hiperactivas producen cortisol en exceso, que interfiere con las hormonas tiroideas y deposita grasa alrededor del abdomen. Además, la fatiga provocada por las suprarrenales sobreestresadas incrementa los antojos de dulces y carbohidratos refinados para brindar energía rápida y hormonas de sensación de bienestar.

- El cuerpo de las mujeres requiere un equilibrio delicado de hormonas como los estrógenos y la progesterona. Este puede trastocarse cuando el cuerpo está estresado, cuando es ligeramente ácido o cuando no está obteniendo suficiente apoyo nutricional. Esto da como resultado desequilibrios hormonales, que actúan como un gatillo de problemas tiroideos.

Hay varios síntomas que se pueden experimentar cuando se tiene una tiroides hipoactiva como fatiga, depresión, aumento de peso, manos y pies fríos, baja temperatura corporal, sensibilidad al frío, una sensación de siempre estar congelándose, dolor articular, dolores de cabeza, desórdenes menstruales, insomnio, piel reseca, bolsas por debajo de los ojos, pérdida del cabello, uñas quebradizas, constipación, embotamiento mental, infecciones frecuentes, voz ronca, acúfenos, mareos y bajo impulso sexual. Si sospecha tener una tiroides baja, debería hacerse análisis. Siempre esté al tanto de que a pesar de que sus análisis no muestren que tenga hipotiroidismo, es probable que todavía tenga una glándula tiroides hipoactiva.

LO QUE USTED NO SABE QUE PODRÍA ESTAR MATANDO SU TIROIDES

Hay muchas causas de hipertiroidismo (una tiroides hiperactiva) y de hipotiroidismo (una tiroides hipoactiva) que nunca se abordan o son tratadas cuando de hace el diagnóstico: cosas como desequilibrios en las hormonas de estrés o en las hormonas sexuales, toxinas ambientales, alergias alimentarias, deficiencias nutricionales, inflamación e infecciones; las cuales pueden ser todas una fuente del problema. También, una dieta pobre puede dañar la capacidad de la tiroides de elaborar la hormona tiroidea T4 así como la capacidad de las células de convertir T4 en la forma activa T3.

A través de comprender algunos de los factores principales que contribuyen con el híper y el hipotiroidismo es posible corregir el problema y sanar esta glándula.

Factores psicológicos

No solamente somos afectados por el estrés, sino que también somos afectados por nuestras respuestas a los factores estresantes. De hecho, nuestras respuestas son más importantes porque determinan el grado en que nuestro cuerpo es afectado por el estrés. Los problemas de personalidad también son importantes, como estar muy excitable o nervioso, extremadamente ambicioso, agresivo o tener respuestas airadas, que generan más estrés.

Factores dietéticos

Es dañino consumir una cosa buena en exceso. Las personas que consumen demasiadas verduras marinas, sal yodada, estimulantes como la cafeína y los refrescos o toman demasiada tirosina pueden experimentar hipertiroidismo. Por otro lado el consumo excesivo de verduras crucíferas crudas (rúcula, brócoli, coles de Bruselas, repollo, hojas de berza, coliflor, col rizada, hojas de mostaza, repollo chino, rábano, rábano picante, colinabo, nabo, nabicol, berro y grelo) y la familia de la menta (albahaca, búgula, menta de gato, lavanda, citronela, mejorana, cola de león, orégano, piperita, romero, hierbabuena, tomillo) pueden suprimir la glándula tiroides porque bloquean la absorción del yodo. Esto puede contribuir con hipotiroidismo.

No obstante, todas estas verduras y hierbas son muy buenas para su salud, y no deberían ser eliminadas de su dieta, sino más bien rotarlas con otras verduras. Las verduras crucíferas deberían comerse en cantidades más pequeñas (las hierbas no son de preocupación porque suelen ser consumidas en pequeñas cantidades). La cocción puede ayudar a desactivar algunos de los compuestos bociógenos (los compuestos que bloquean la absorción de yodo) en las verduras y hierbas. También, los productos de soya (edamame, tofu, tempeh, salsa de soya, miso, queso de soya, leche de soya, proteína vegetal texturizada) y los cacahuates están en la misma categoría (bociógenos) y bloquean la absorción de yodo. Además, la deficiencia de yodo, cinc y las vitaminas A, B_2, B_3, B_6 y E puede contribuir con el hipotiroidismo.

¿LOS SARTENES ANTIADHERENTES ESTÁN AFECTANDO SU TIROIDES?

El Dr. Ryan Robbins, médico naturista y residente del centro de salud natural Bastyr Center for Natural Health, publicó un artículo en el sitio web de Bastyr en el que declaró:

"Durante varios años se ha sospechado que las sustancias químicas sintéticas contribuyen con condiciones tiroideas como el hipo- y el hipertiroidismo, así como con el cáncer en la tiroides. En Estados Unidos, 16% de las mujeres y 3% de los hombres desarrollarán algún tipo de enfermedad tiroidea durante su vida".[1]

Robbins explica que un grupo de sustancias químicas—los compuestos perfluoroalquilados (PFC)—generan una gran preocupación. Son utilizados para hacer utensilios de cocina antiadherentes. También son utilizados en alfombras, tapetes y telas resistentes a las manchas; ropa impermeable y resistente al fuego; selladores de madera; pinturas; y empaques de alimentos.

Dos de estos PFC—el sulfonato de perfluorooctano (PFOS) y el ácido perfluoroctánico (PFOA)—causan cáncer y llevan al trastorno hormonal y daño hepático, según Robbins. Y según un reporte de 2010 en la revista médica *Environmental Health Perspectives* hombres y mujeres con altos niveles de PFOA eran doblemente propensos a tener un trastorno tiroideo que los que tenían niveles menores.[2]

Para evitar la exposición a estas sustancias esto es lo que recomienda Robbins:

- Solamente coma alimentos no procesados y sin refinar y evite todos los alimentos empacados y procesados.

- Evite empaques de alimentos resbaladizos al tacto como las bolsas de palomitas de microonda y los vasos para café recubiertos o revestidos.

- Utilice solamente tazas de acero inoxidable, vidrio o cerámica y botellas de agua de acero inoxidable para todas las bebidas, pero especialmente para las bebidas calientes; evite los vasos de plástico de poliestireno. Transporte sus alimentos en recipientes reutilizables de vidrio o cerámica.

- Utilice alternativas más seguras al Teflon como el Thermolon (utilizado en utensilios de cocina Green Pan), hierro colado curado o utensilios de cocina de vidrio. Es mejor no utilizar Teflon para nada porque cuando se calienta a 260 grados (126,7 ºC) comienza a soltar gases tóxicos al aire que respiramos.

- Utilice solamente productos de limpieza naturales como bicarbonato de sodio, vinagre blanco y jabones con base de aceite vegetal.

- Evite todas las alfombras, tapetes y telas resistentes a las manchas y todas la telas, colchones y ropa retardantes al fuego o impermeables.

- Beba solamente agua purificada a la que se la hayan removido los compuestos orgánico tóxicos.[3]

Qué evitar

Azúcar de todo tipo

Los edulcorantes pueden ser un gran problema para la glándula tiroides. El azúcar puede provocar "agotamiento" tanto de la tiroides como de las glándulas suprarrenales. Los cambios en el nivel de azúcar en sangre también pueden promover diabetes e hipoglicemia, las cuales a menudo aparecen en personas con problemas de tiroides. Algunas personas reportan un incremento en su energía y que sus niveles de tiroides se estabilizan cuando dejan de comer dulces por completo. Los dulces también causan un incremento de los triglicéridos, así que evitarlos puede ayudar a hacer volver a los triglicéridos a un nivel normal.

Bociógenos

Los bociógenos son sustancias que suprimen la función de la glándula tiroides al interferir con la absorción de yodo. A continuación están los alimentos bociógenos que usted deberá evitar o reducir grandemente.

Soya. La soya es uno de los bociógenos (bloqueadores del yodo) más prevalecientes. El Centro Nacional de Investigación Toxicológica mostró que los isoflavones en la soya son dañinos para la tiroides en los adultos y especialmente preocupantes en los niños ya que bloquean la peroxidasa tiroidea.[4]

La soya contiene compuestos estrogénicos que pueden interferir con las hormonas tiroideas y las hormonas sexuales, contribuyendo con el SPM, calambres, distensión abdominal y síntomas de menopausia. Algunas personas con tiroides hiperactiva encuentran que pequeñas cantidades de soya (soya orgánica solamente, porque la soya es un cultivo modificado genéticamente) las ayuda a modular su glándula tiroides. Pero las personas con una tiroides baja deberían evitar la soya por completo: nada de tofu, proteína vegetal texturizada, leche de soya, queso de soya, helado de soya, tempeh, seitan, miso o edamame.[5]

Un estudio epidemiológico en retrospectiva mostró que era más probable que los niños adolescentes con enfermedad de la tiroides autoinmune hubieran sido alimentados con fórmula de soya cuando eran lactantes (dieciocho de cada cincuenta y nueve niños; 31%) en comparación con sus hermanos saludables (nueve de cada setenta y seis; 12%) o el grupo de niños de control (siete de cada cincuenta y cuatro; 13%).[6]

Tenga cuidado con el aceite de soya en el aderezo de ensaladas, mayonesa y refrigerios; también con la proteína vegetal texturizada que es de soya. Es utilizada como relleno en muchos alimentos que se usan como refrigerio y barras energéticas. Utilice leche de almendra, avena, cáñamo o arroz en lugar de leche de soya. Y evite el helado de soya, el queso de soya y el polvo de proteína de soya.

Las verduras crucíferas. Una familia de verduras conocida como las crucíferas o la familia de la mostaza contiene sustancias químicas que reducen la función de la tiroides. Algunos compuestos bociógenos inducen anticuerpos que tienen una reacción cruzada con la glándula tiroides; otros interfieren con la peroxidasa tiroidea (TPO), la enzima responsable de añadir yodo cuando se producen las hormonas tiroideas. Al igual que los isoflavones de la soya, los isocianatos en las verduras crucíferas al parecer reducen la función tiroidea a través de bloquear la TPO. Estas verduras incluyen brócoli, coliflor, espinaca, col rizada, mostaza, col de Bruselas, repollo, repollo chino, nabo, nabicol, rábano, rábano picante, rúcula, grelo, canola y colinabo. Los alimentos y hierbas de las familias crucíferas y mentas son muy nutritivos, y muchos tienen propiedades medicinales. El consumo regular de estas plantas no lleva a una función hipoactiva de la tiroides a menos que haya otros factores involucrados, particularmente la deficiencia de yodo.

Solamente los que ya tienen hipotiroidismo necesitan preocuparse. En estos casos, los alimentos de la familia de las crucíferas se deberán reducir, pero no eliminar de la dieta. La cocción no parece ayudar a desactivar los compuestos bociógenos encontrados en estas verduras. Como afirmé anteriormente, las especias y las hierbas de la familia de la menta no son de mucha preocupación ya que no se consumen en grandes cantidades. No obstante, el consumo de productos herbales que contienen ajuga, cola de león y citronela deberían evitarse.

Otros alimentos bociógenos que reducen la función tiroidea incluyen los cacahuetes, la mantequilla de cacahuete y el mijo.

Aceites poliinsaturados

Estos aceites incluyen soya, maíz, cártamo, girasol y semilla de algodón. Interfieren con la función de la glándula tiroides y con la respuesta de los tejidos a las hormonas tiroideas porque estos ácidos grasos de cadena más larga son depositados en las células con mayor frecuencia como grasa rancia oxidada. Los aceites oxidados bloquean las secreciones de la hormonas tiroideas. Esto afecta la capacidad del cuerpo de convertir T4 en T3, la cual genera las enzimas necesarias para convertir las grasas en energía. Cuando esta degradación sucede, la persona desarrolla síntomas típicos de hipotiroidismo. Pruebe el aceite virgen de coco en lugar de estos aceites. No se oxida ni se arrancia con facilidad.

Alérgenos alimentarios

Con respecto a las alergias relacionadas con los alimentos que afectan la glándula tiroides, no es como comer un cacahuete o un camarón y obtener una reacción inmediata. El tipo de reacción que afecta la función tiroidea es una interacción retrasada con los antígenos alimentarios que puede suceder hasta cuatro días después de haber consumido el alimento.

Las dos reacciones más prevalecientes relacionadas con los alimentos provienen de los lácteos y el trigo modernos. Estos dos alimentos son conocidos en medicina alternativa por estar altamente correlacionados con tiroiditis autoinmune. Los lácteos y el gluten de trigo son removidos con frecuencia de las dietas de pacientes tiroideos con éxito. La revista médica *The Journal of Clinical Gastroenterology* demostró que las personas alérgicas al gluten estaban en un mucho mayor riesgo de anormalidades tiroideas.[7]

Gluten y caseína

Libérese del gluten y de la caseína. Las alergias y las intolerancias alimentarias más comunes de hoy provienen de los productos de trigo y los lácteos debido a las proteínas hibridadas del gluten y la caseína A1. Estas proteínas pueden provocar un intestino con fugas, que a su vez puede generar inflamación de la tiroides y afectar su funcionamiento. Siga una dieta libre de granos si es posible o por lo menos libre de gluten. Solamente consuma productos lácteos que provengan de leche de cabra o leche de oveja. Varios estudios muestran un fuerte vínculo entre la enfermedad de Hashimoto y Graves y la intolerancia al gluten. Chris Kessler, un líder reconocido en salud ancestral, paleonutrición y medicina funcional e integradora explica que la estructura molecular de la gliadina, la proteína del gluten, tiene una apariencia semejante a la de la glándula tiroides. Cuando la gliadina se fuga más allá de la barrera protectora del intestino y entra en el torrente sanguíneo, el sistema inmune la ataca. Los anticuerpos contra la gliadina también provocan que el cuerpo ataque el tejido tiroideo. Esto significa que si la persona tiene una enfermedad tiroidea autoinmune (AITD) y consume alimentos que contengan gluten, su sistema inmune atacará su tiroides.[8] ¿Piensa en complacerse con pan, pasta o pizza que contengan gluten de vez en vez? Lamentablemente la respuesta inmune al gluten puede durar hasta seis meses cada vez que la persona lo ingiere. Por eso es crucial eliminar el gluten por completo de su dieta...para siempre...si padece AITD.[9]

Un pionero en la investigación de la intolerancia al gluten, el Dr. Kenneth Fine, descubrió que uno de cada tres estadounidenses es intolerante al gluten. Kressler dice: "La intolerancia al gluten también puede presentarse con inflamación en las articulaciones, la piel, el tracto respiratorio y el cerebro, sin síntomas obvios en el intestino". ¿Cómo puede saber si es intolerante al gluten? Podría hacerse un coprocultivo. Pero si tiene intolerancia al gluten, su análisis de anticuerpos contra gluten podría dar un falso negativo si padece tiroiditis de Hashimoto dominante Th-1. También puede haber otros problemas con los análisis que provoquen que no aparezca la intolerancia al gluten. Por lo que es mejor simplemente dejar de comer gluten. Explicó que los alimentos que contienen gluten (tanto granos integrales como harinas) contienen sustancias que inhiben la absorción de nutrientes, dañan el revestimiento intestinal y activan una respuesta autoinmune potencialmente destructiva.[10]

Algunos carbohidratos

Reduzca la ingesta de carbohidratos: reduzca su ingesta de granos (una fuente principal de carbohidratos) y reemplácelos con abundantes verduras, proteínas limpias y grasas saludables. La mayoría de las mujeres especialmente consumen demasiados carbohidratos, lo cual incrementa los estrógenos y afectan la tiroides. Es mejor consumir grasas saludables que equilibren las hormonas como el aceite de coco, la leche de coco, el aguacate, la res alimentada con pasto, salmón silvestre, chía, linaza y semillas de cáñamo.

Sal yodada

Reemplace la sal yodada con sal marina celta porque la sal de mesa es un problema para las personas que tienen desafíos tiroideos. También, escoja solamente fuentes naturales de yodo.

Halógenos: cloro, flúor y bromo

Los halógenos (flúor, cloro, bromo y ástato) ahora se están volviendo ubicuos en nuestro ambiente y tienen consecuencias importantes en la función tiroidea. Como el yodo comparte propiedades químicas con otros halógenos como el cloro, el flúor y el bromo, estos halógenos pueden reemplazar al yodo y afectar la función tiroidea. En Estados Unidos a nuestro suministro de agua municipal se le añade cloro.

El flúor impide la absorción de yodo. A lo largo de Estados Unidos se le añade flúor como tratamiento al agua de las ciudades. A menos que tenga un sistema especial de purificación de agua que remueva el flúor, estará bebiéndolo. Se le añade al dentífrico, así que va a necesitar comprar dentífrico libre de flúor. Y evite que le pinten los dientes con flúor en el consultorio dental.

Muchas bebidas deportivas y bebidas con electrolitos populares contienen aceite vegetal bromado. El bromo también se usa en algunos bienes horneados y en compuestos retardantes del fuego. Se sospecha que los retardantes de fuego con base en bromo utilizados en alfombras, colchones, tapicería, muebles y diferentes equipos electrónicos causan o contribuyen con el hipotiroidismo.[11]

Un estudio publicado en la revista *Physiological Research* mostró que la ingesta de bromo bloquea la absorción de yodo por la tiroides e incrementa su excreción por la orina.[12]

El bromismo, una condición de ingesta excesiva de bromo, es conocido por tener efectos drásticos en el sistema nervioso; una situación común entre los que padecen hipotiroidismo. Con base en las investigaciones, los bromuros también han sido vinculados con problemas de conducta, retrasos en el neurodesarrollo y trastorno de déficit de atención con hiperactividad (ADD/ADHD) en los niños.

El Splenda (sucralosa) se elabora cuando los grupos hidroxilos en una molécula de azúcar son reemplazados con moléculas de cloro; los mismos átomos de cloro utilizados para desinfectar piscinas. Sabemos que los bifenilos policlorados y los compuestos de organocloro de los pesticidas y otras fuentes alteran la función tiroidea e impiden adelgazar. La revista médica *Obesity Reviews* destaca el efecto que tienen las moléculas de cloro en la tiroides y la pérdida de peso. Este artículo muestra que las moléculas de cloro que se acumulan en el tejido graso humano son liberadas durante la pérdida de peso y dañan la función tiroidea, llevando potencialmente a la resistencia a la pérdida de peso.[13]

Con base en esta investigación, el hecho de que Splenda, que contiene moléculas de cloro colocadas artificialmente, es comercializado como "edulcorante dietético" parece ser un oxímoron publicitario.

Pero los problemas de la tiroides y la resistencia a la pérdida de peso no son las únicas preocupaciones con respecto a este producto. No conocemos los efectos de salud a largo plazo que Splenda tendrá en el cuerpo humano porque es un producto relativamente nuevo, pero la Administración de Medicamentos y Alimentos de los Estados Unidos de América (FDA, por sus siglas en inglés) ha hecho una revisión de posibles efectos secundarios por consumir este edulcorante artificial, incluyendo hígado y riñones agrandados, disminución en el conteo de leucocitos, índice de crecimiento reducido y disminución en el peso corporal fetal.[14]

Le recomiendo que evite por completo este edulcorante.

Mercurio

El mercurio es un metal tóxico que puede afectar significativamente a la tiroides. Hay una amplia evidencia de que el mercurio se lixivia de obturaciones dentales con amalgama y que contribuye con enfermedad de la tiroides y anemia junto con una multitud de otros problemas físicos. Mientras que grandes dosis de mercurio pueden inducir hipertiroidismo, cantidades más pequeñas pueden inducir hipotiroidismo mediante interferir tanto con la producción de tiroxina (T4) como con la conversión de T4 en T3. El mercurio también altera el metabolismo del cobre y el cinc, que son dos minerales cruciales para la función tiroidea. El cabello gris puede ser una indicación de acumulación de mercurio, más en mujeres que en hombres.

El mercurio puede causar alteraciones al sistema inmune y promueve la producción de anticuerpos producidos por el sistema inmune, que también están involucrados en la enfermedad tiroidea autoinmune. Hay diferentes formas de mercurio—orgánico e inorgánico—que pueden tener efectos distintos en la tiroides. Se cree que los estrógenos y la leche pueden causar un incremento en la absorción de mercurio. El mercurio también obstaculiza la disponibilidad de enzimas dependientes de selenio. Estas son las mismas enzimas utilizadas por la tiroides para hacer hormonas tiroideas.

HIPOTIROIDISMO VINCULADO CON COLESTEROL ALTO[15]

Cuando su glándula tiroides no produce hormona suficiente, el metabolismo puede hacerse lento, teniendo un impacto directo en la capacidad del cuerpo para limpiar el colesterol del torrente sanguíneo. Esto significa que el riesgo de enfermedad cardiaca puede incrementar a medida que el colesterol se acumula en las arterias, especialmente alrededor del corazón. Esta acumulación de colesterol puede dificultar que su corazón bombee eficientemente. Esta es la razón por la que el hipotiroidismo algunas veces lleva a un corazón agrandado y a falla cardiaca.

Según estudios de la University of Texas-Southwest Medical School en Dallas, Texas, hay una correlación clara entre el hipotiroidismo y el colesterol en sangre alto. Encontraron que 90% de las personas con hipotiroidismo abierto también tienen colesterol y/o triglicéridos incrementados. "Una vez que el hipotiroidismo es tratado—reportaron—, y el nivel de TSH es restaurado a lo normal, la mayoría de los pacientes muestran un estimado de 20 a 30% de reducción el niveles de colesterol". La Clínica Mayo afirma que "el hipotiroidismo también puede estar asociado con un incremento en el riesgo de enfermedades cardiacas, principalmente porque los altos niveles de colesterol de lipoproteína de baja densidad (LDL)—el colesterol malo—puede ocurrir en personas con una tiroides hipoactiva. No es inusual cuando se aborda la función tiroidea, que el colesterol a menudo regresa a los niveles normales".

NUTRA SU TIROIDES CON ALIMENTOS VIVOS

Alimentos vivos. Son alimentos que están vivos: crudos (no cocidos) y llenos de vida. También son llamados alimentos crudos. Usted puede plantarlos, recolectarlos, hacer germinados de ellos o simplemente comérselos. En cada caso: ¡usted obtiene vida! Esto es porque la vida proviene de la vida. Estos alimentos son su "norte verdadero" su camino a casa de la salud en una jungla de caos dietético, alimentos contaminados y abundante confusión con respecto a qué comer y cómo comerlo.

La buena salud es el resultado de consumir alimentos limpios, enteros y sin procesar ni refinar con un gran porcentaje de ello siendo crudos y vivos. Estos alimentos están atiborrados de nutrientes, agua y fibra que remueven las toxinas, los residuos y "sedimentos" de nuestras células y fluidos intercelulares. Nos ayudan a prevenir la enfermedad. Alcalinizan nuestro cuerpo y nos ayudan a restaurar el equilibrio de nuestro pH. Y le dan a nuestras células los rayos vitales de energía para ayudarlas a comunicarse más eficazmente.

Alimentos vivos todos los días de su vida

He creado un programa que tiene que ver con hacer y beber jugos todos los días y comer un gran porcentaje de sus alimentos cuando todavía están "vivos", que significa alimentos vegetales no cocidos ni procesados. Estos alimentos vivos "lo aman de vuelta" mediante darle una plétora de nutrientes dadores de vida. Eso equivale a altos niveles de energía, pérdida de peso, desintoxicación, claridad mental, incremento en la vitalidad y paz interna. Pero a diferencia de la mayoría de los programas de alimentos crudos, el programa de estilo de vida de alimentos vivos de la Dama de los Jugos no echa a un lado toda la comida cocida. Usted incluso puede incluir algunos productos orgánicos de animales alimentados con pasto si lo desea. Este estilo de vida se trata de escoger alimentos puros sin procesar con una abundancia de ellos siendo alimentos vivos: crudos, hechos jugo, licuados, calentados suavemente y deshidratados.

Se hace énfasis en las verduras verdes crudas porque han servido como la base de casi toda la vida en este planeta. Son clave para nuestra vida. Yo he sabido esto desde hace mucho tiempo, pero no podía tener suficientes de estos alimentos en mi dieta para que hicieran realmente una gran diferencia hasta que comencé a hacer alrededor de un cuarto de galón [946,4 ml] de jugo al día que incluía muchas hojas verdes. Rotaba una gran variedad de hojas como acelga roja, berza, col rizada, berza dinosaurio negra, hojas de colinabo, hojas de diente de león, lechuga romana, perejil y espinacas combinadas con pepino, apio, limón [amarillo] y una zanahoria o dos.

Hacer jugo de esta amplia variedad de frutas y verduras brinda una fuerza motriz de vitaminas, minerales, enzimas, fitonutrientes y biofotones. Estos alimentos pueden ayudar a reducir el estrógeno en el cuerpo de la mujer y disminuir el riesgo de contraer cáncer de mama; algo de lo que siempre he estado preocupada ya que mi madre murió de cáncer de mama cuando yo tenía seis años. Los alimentos crudos que son ricos en antioxidantes también ayudan al cuerpo a remover toxinas y, por lo tanto, ayudan al cuerpo a prevenir enfermedades.

Cualquier dieta que esté conformada entre 60 y 80% de alimentos crudos es una dieta de alimentos vivos, porque la mayoría de los alimentos son consumidos en su estado natural. Los alimentos vivos son altos en enzimas, que son importante para el cuerpo porque ayudan a convertir vitaminas y minerales en energía.

De hecho, las enzimas son necesarias para cada reacción química que se lleva a cabo en el cuerpo. Ningún mineral, vitamina u hormona puede hacer su trabajo sin enzimas. Las enzimas de los alimentos vegetales trabajan en el sistema digestivo donde predigieren los alimentos y así libran al páncreas y a otros órganos digestivos de tener que trabajar muy duro para producir más enzimas. Comer alimentos vivos, especialmente verduras, germinados, hojas silvestres, frutas, nueces y semillas es lo más saludable para el cuerpo humano. Verdaderamente pueden transformarlo de dentro hacia afuera.

Los alimentos vivos y la salud de la tiroides

Como su tiroides es una glándula clave que está vinculada con casi todos los sistemas de su cuerpo, necesita trabajar sin fallas. Cuando está fuera de equilibrio, usted se encuentra fuera de balance. Si tiene varios de los síntomas de una tiroides hipoactiva, como se indica en el Cuestionario de Baja Salud de la Tiroides en el capítulo 2, hay probabilidades que pueda beneficiarse de trabajar en la salud de su tiroides mediante comer más alimentos vivos.

Algunos alimentos impulsan la función de la tiroides, lo cual los hace perfectos para tratar el hipotiroidismo, mientras que otros suprimen la función de la tiroides, lo cual puede ayudar a las personas con hipertiroidismo. Y están ciertos alimentos que es mejor evitarlos por cualquiera que esté preocupado por tener una glándula tiroides saludable y una buena salud en general.

Los siguiente alimentos crudos se encuentran entre los más útiles para restaurar el equilibrio tiroideo sea que tenga una tiroides hipoactiva o hiperactiva:

- Jugos vegetales frescos crudos.
- Fruta baja en azúcar, especialmente limones, limas, arándanos y otras bayas y manzanas verdes.
- Nueces y semillas crudas.

- Alga, por su rico contenido de yodo (para hipotiroidismo).

- Jugos verdes ricos en clorofila como berro, berza, acelga, col rizada, hojas de colinabo, hojas de remolacha y perejil (rote las verduras crucíferas con otras verduras no crucíferas como la lechuga, las hojas de remolacha, berro y espinaca, si padece hipotiroidismo).

Soluciones alimenticias para las personas con hipotiroidismo

Llevar a cabo cambios dietéticos es su primera línea de defensa para tratar una tiroides hipoactiva. Muchas personas con hipotiroidismo experimentan fatiga paralizante y agotamiento mental, lo cual los lleva a recurrir a formas rápidas de energía como el azúcar y la cafeína. Estas dos sustancias poco saludables pueden agotar su tiroides y desestabilizar su azúcar en sangre más rápido que cualquier otra cosa.

Cuando hice mi internado con un médico en nutrición siempre decía: "La cafeína y el azúcar son a la tiroides y las suprarrenales como azotar a un pobre caballo cansado que solo quiere descansar". Manténgase alejado del azúcar y la cafeína; pueden provocar la sobreproducción de las hormonas del estrés—es decir la adrenalina y el cortisol—que pueden obstaculizar la función tiroidea y agotar todavía más su tiroides.

Con el fin de arreglar su metabolismo, usted necesita nutrir su glándula tiroides, remover los alimentos y las sustancias que lo suprimen, y trabajar en su salud general. Esto es lo que usted puede hacer:

- Consuma abundantes alimentos ricos en yodo, incluyendo pescado, mariscos, verduras marinas, huevo, arándanos, espinaca y pimiento morrón verde.

- Incremente sus proteínas. Las proteínas transportan hormonas tiroideas a todos sus tejidos así que disfrútela en cada comida. Las proteínas incluyen las nueces y las cremas de nueces; quinoa; productos animales libres de antibióticos (carnes orgánicas de reses alimentadas con pasto, huevos y pescado cultivado de manera sostenible); y leguminosas (judías, lentejas, guisantes secos).

- Utilice sal marina celta; evite del cloruro de sodio yodado (sal de mesa). La sal marina celta contiene naturalmente yodo con un complemento completo de minerales que trabajan juntos.

- Tome un buen suplemento multivitamínico y multimineral.

- Consuma grasa en su dieta. La grasa es su amiga. El colesterol es el precursor de los circuitos hormonales. Si usted consume insuficiente grasa y colesterol, usted podría estar exacerbando desequilibrios hormonales, incluyendo las hormonas tiroideas. Las grasas saludables incluyen aceite de oliva; ghee; aguacate; linaza; pescado; nueces y cremas de nueces y aceite de coco virgen.

- Utilice el aceite de coco virgen en la preparación de los alimentos. Los aceites poliinsaturados como los de soya, maíz, cártamo y girasol son dañinos para la glándula tiroides porque se oxidan rápidamente y se vuelven rancios. El efecto opuesto sucede con el aceite de coco virgen; no se oxida ni se vuelve rancio fácilmente.

- Los arándanos son una fruta excelente baja en azúcar. Cómprelos en el otoño y congele un poco para cuando estén fuera de temporada. Contienen yodo que es bueno para la tiroides.

LOS ALIMENTOS TERMOGÉNICOS
ACELERAN SU METABOLISMO

Termogénesis significa producción de calor, lo cual eleva el metabolismo y quema calorías. Los alimentos termogénicos son esencialmente alimentos que queman grasa y especies que ayudan a incrementar su potencial de quema de grasa solo por comerlos. Incluya a menudo estos alimentos en sus jugos:

Chile: Un estudio encontró que los animales estudiados desarrollaron obesidad principalmente porque no producían suficiente calor después de comer, no porque los animales comieran más o fueran menos activos.[1] Otro estudio descubrió que los chiles encienden la calefacción interna que ayuda en la quema de calorías.[2] Usted puede añadir chile o una pizca de salsa picante a muchas recetas de jugo, y tendrán un sabor delicioso.

Ajo: El ajo es una buena fuente de selenio. En el hipotiroidismo hay deficiencias de yodo y selenio implicadas. El ajo es también un conocido inhibidor de apetito; el fuerte olor del ajo estimula el centro de la saciedad en el cerebro, lo cual reduce la sensación de hambre. También aumenta la sensibilidad del cerebro a la leptina, una hormona producida por las células grasas que regula el apetito.

Jengibre: La raíz de jengibre es una gran fuente de cinc, el cual es necesario para que el hipotálamo estimule la glándula pituitaria para darle la señal a la glándula tiroides para producir las hormonas tiroideas. El jengibre también contiene una sustancia que estimula las enzimas gástricas, que puede impulsar el metabolismo y ha demostrado ser antiinflamatorio. Ayuda a mejorar la motilidad gástrica: los movimientos peristálticos espontáneos del estómago que ayudan a mover los alimentos a través del sistema digestivo. También se ha encontrado que reduce el colesterol. Sabe delicioso en las recetas de jugo; yo lo añado casi a cada receta de jugo que hago.

Más decisiones alimenticias para ayudar a su cuerpo a sanar

Aunque recomiendo que siempre compre frutas y verduras cultivadas orgánicamente, es especialmente importante para los que padecen de la tiroides para evitar alimentos cultivados convencionalmente de la lista de la "docena sucia".

LA LISTA DE LA DOCENA SUCIA[3]

- Manzana
- Apio
- Tomates cherry
- Pepino
- Uva
- Chile y pimiento picante
- Nectarina (importada)
- Durazno
- Papa
- Espinaca
- Fresa
- Pimiento morrón

LA LISTA DE ALIMENTOS MÁS LIMPIOS[4]

- Espárrago
- Aguacate
- Repollo
- Melón
- Coliflor
- Maíz dulce (maíz no modificado genéticamente)
- Berenjena
- Toronja
- Kiwi
- Mango
- Cebolla
- Papaya
- Piña
- Guisante dulce (congelado)
- Camote

Plan sencillo de comidas de alimentos vivos para suprarrenales y tiroides estresadas

En el capítulo 2 describí la conexión entre la fatiga suprarrenal y los problemas de tiroides. Este es una muestra de plan dietético que puede ayudar a restaurar las suprarrenales estresadas así como su función tiroidea:

Plan dietético muestra (Día 1)

Al levantarse

Comience su día con ⅛ a ½ cucharadita de sal marina celta o polvo de kelp disuelto en un vaso de agua, jugo o infusión herbal. Beba otro vaso en su punto más bajo de energía durante el día. Cuando las glándulas suprarrenales están fatigadas no producen suficiente aldosterona. La aldosterona regula la cantidad de sodio y potasio en el cuerpo. Cuando la aldosterona se vuelve deficiente, el cuerpo no retiene suficiente sal. ¿Ha estado teniendo antojo de sal? Esta es probablemente la razón.

Evite la cafeína.

Evite el café, el té negro y posiblemente incluso el té verde durante un tiempo (aunque tiene ⅓ de la cafeína del café). Incluso el té blanco, que tiene la menor cantidad de cafeína de todos, podría ser demasiado para sus débiles suprarrenales.

Desayuno

Pruebe el Cóctel Potenciador Suprarrenal seguido de un Batido Verde Saludable (vea abajo).

Media mañana o media tarde

Tome un jugo fresco a media mañana o a media tarde o al anochecer. Los jugos verde oscuro son particularmente benéficos.

Comida y cena

Los alimentos crudos son útiles también por sus nutrientes superiores y biofotones. Usted puede escoger recetas de alimentos crudos, algunas recetas de alimentos cocidos y algunos productos animales que sean orgánicos, alimentados con pasto y de campo, si no es vegetariano. Coma muchas verduras altas en fibra. Hay una necesidad por proteína de alta calidad también. Usted quizá necesite un poco de proteína animal durante un tiempo a menos de que decida comer principalmente alimentos crudos y enfocarse realmente en obtener proteína de alta calidad de semillas, nueces, germinados y hojas verde oscuro. Quizá también necesite un suplemento de aminoácidos en estado libre. El programa de aminoácidos ha marcado una diferencia significativa para muchas personas con las que he trabajado. También, mantenga su azúcar en sangre balanceada. Haga comidas más pequeñas y tome un par de refrigerios muy nutritivos durante el día.

6

NUTRIENTES QUE LE DAN SOPORTE A LA TIROIDES

LOS PROBLEMAS TIROIDEOS se pueden desarrollar por muchas razones que ya hemos descubierto, tales como genética, estrés, factores ambientales y enfermedad autoinmune, pero lo más común es que provengan de deficiencias nutricionales, específicamente de yodo y selenio. El hipotiroidismo (una tiroides hipoactiva) es más común que el hipertiroidismo (hiperactiva), que subraya la importancia de activar una cadena de suministro de los nutrientes críticos que son deficientes. La persona no solamente debería buscar fuentes de primera para yodo y selenio, por ejemplo, sino como he mencionado en el capítulo 4, debe evitar alimentos que le roben a su cuerpo esos importantes minerales o que los inhiban de mantenerse en niveles que promuevan la salud.

Es imperativo proveerle a la glándula tiroides todos los cofactores necesarios para elaborar las hormonas tiroideas. Así que en este capítulo voy a darle unas listas de suplementos, vitaminas, minerales y hierbas que mejoran la función tiroidea. Algunos vienen con las dosis diarias recomendadas, otros vienen con una selección de alimentos que puede consumir para lograr que esos nutrientes trabajen en su cuerpo.

Suplementos que lo ayudan a combatir los trastornos tiroideos

Yodo

El yodo es el nutrimento más crítico para un buen funcionamiento tiroideo, así que debería consumir más alimentos ricos en yodo, como el alga marina y otras verduras marinas, mariscos y pescado, e incluso arándonos que hayan sido cosechados de ciénagas cercanas a la costa marina. Probablemente usted también desee tomar un suplemento de yodo. Una marca popular de yodo líquido es Lugol's. Consuma más de estos alimentos ricos en yodo: vegetales marinos, kelp y dulse; mariscos y pescado; y arándanos (cultivados en ciénagas de la costa; estos contienen yodo).

Selenio

El selenio podría ser el "héroe" de las terapias de suplementos para la tiroides. Se ha encontrado que muchas personas diagnosticadas con hipotiroidismo tienen deficiencia de selenio. La deficiencia de selenio puede reducir la actividad de las hormonas tiroideas porque es esencial para convertir la hormona tiroidea T4 en T3. También podría tener la capacidad de suprimir anticuerpos contrarios a la tiroides en personas que sufren de inflamación de la tiroides o tiroiditis. Revertir la deficiencia de selenio podría, en algunas personas, de hecho reparar el metabolismo tiroideo al incrementar la conversión intracelular de T4 en T3. Los alimentos ricos en selenio incluyen: mariscos, nuez de Brasil, cebada, acelga roja, avena, arroz integral, res, cordero, nabo, ajo, yema de huevo, pollo, rábanos y pecanas.

Cinc

El cinc es necesario para que el hipotálamo estimule la glándula pituitaria para darle la señal a la glándula tiroides para producir las hormonas tiroideas. La raíz de jengibre es una de las mejores fuentes de cinc.

Vitamina D

La vitamina D es particularmente importante, y la mayoría de la gente tiene deficiencia de ella. La vitamina D no solamente ayuda a transportar las hormonas tiroideas a nuestras células y ayuda a contribuir con los circuitos hormonales apropiados (de hecho es una hormona no una vitamina), también es un modulador inmune lo cual significa que puede ayudar a regular el funcionamiento inmune. La vitamina D es necesaria para la producción de las hormonas tiroideas en la glándula pituitaria y posiblemente en enlazar la T3 con su receptor. La vitamina D es un nutrimento crítico que también afecta la salud de los huesos e incluso la prevención del cáncer. Si no se ha sometido a análisis, sería sabio hacerse un análisis de sangre para conocer cuáles son sus niveles de vitamina D.

Multivitamínico

Tome un buen multivitamínico para asegurarse de que esté recibiendo los nutrientes básicos.

Tirosina

La tirosina es un aminoácido necesario para que el cuerpo elabore hormonas tiroideas a partir de yodo.

Glutatión

El glutatión es un poderoso antioxidante que fortalece el sistema inmune; es uno de los pilares de ayuda para la tiroides. Puede potenciar la capacidad de su cuerpo para modular y regular el sistema inmune, apaga los sucesos autoinmunes y protege y repara el tejido tiroideo.

Sargazo vesiculoso

El sargazo vesiculoso un tipo de alga que es una fuente rica de yodo, y que es utilizado para estimular la glándula tiroides, con lo cual incrementa su metabolismo.

Otros nutrimentos y qué alimentos procesar diariamente en jugo para beneficiarse de ellos

Vitamina C

2,000 a 4,000 mg/día con bioflavonoides.

Alimentos a procesar para hacerlos jugo: chile, col rizada,

perejil, col rizada, hojas de nabo, hojas de mostaza, berro, espinaca y limones [amarillos] con la parte blanca.

Vitamina E
800 UI/día con mezcla de tocoferoles
Alimentos a procesar: espinaca, espárrago y zanahoria.

Niacina
125 a 150 mg/día como niacinamida

Piridoxina (vitamina B₆)
150 mg/día
Alimentos a procesar: espinaca, col rizada, aguacate (batidos verdes).

Ácido pantoténico (vitamina B₅)
1,200 a 1,500 mg/día
Alimentos a procesar: brócoli, col rizada.

Complejo vitamínico B-100
Sugiero el Complejo B_{12}: tome como se indique.

Citrato de magnesio
400 a 1,200 mg/día
Alimentos a procesar: hojas de remolacha, espinaca, perejil, hojas de diente de león, ajo, remolacha, zanahoria, apio, aguacate (batidos verdes).

Minerales traza
Los multiminerales tienen un efecto calmante.

Sugiero Citramins (multiminerales); tome como viene indicado.

Alimentos a procesar para hacerlos jugo: Las hojas verde oscuro son especialmente ricas en minerales.

Hierbas que promueven una función tiroidea saludable

Rhodiola rosea

Mejora la memoria y la concentración; ha sido demostrado que reduce la fatiga inducida por estrés y mejora el desempeño mental.

Hoja de tulsí

Ayuda a normalizar el cortisol en momentos de estrés.

Avena silvestre de semilla lechosa

Apoya al sistema nervioso.

Baya de Wu wei zi o *Schisandra berry*

Ayuda con la energía, aguante y resistencia al estrés.

Bufera o *Ashwagandha*

Ha sido demostrado que tiene un efecto sedante en el cuerpo y ayuda a reconstruir los sistemas digestivo y nervioso.

Eleuterococo o *Siberian ginseng*

Ha sido utilizado tradicionalmente para estimular y nutrir las glándulas suprarrenales e incrementa el estado de alerta mental.

Cordyceps

Un hongo chino utilizado para apoyar a las glándulas suprarrenales; también puede auxiliar la función inmune.

Raíz de regaliz (no el dulce)

Brinda un impulso a las glándulas suprarrenales y mejora la resistencia al estrés; se deberá utilizar en pequeñas cantidades de acuerdo con las indicaciones ya que puede elevar la presión sanguínea cuando se toma en grandes cantidades.

Recuerde que cada travesía comienza con el primer paso. Una vez que adopte la dieta de jugos y alimentos vivos como parte de su nuevo estilo de vida, le llevará más de un par de semanas para ver una diferencia profunda, aunque muchas personas reportan mejoras significativas en solo unos pocos días. Dele al estilo de vida de jugos y alimentos vivos seis meses por lo menos y luego evalúe. Si no ha notado cambios profundos, entonces usted es el primero que he encontrado en decir eso. Usted debería estar sintiéndose tanto mejor que jamás deseará regresar a su viejo estilo de vida. ¡Y puede estar en camino a vivir su potencial al máximo!

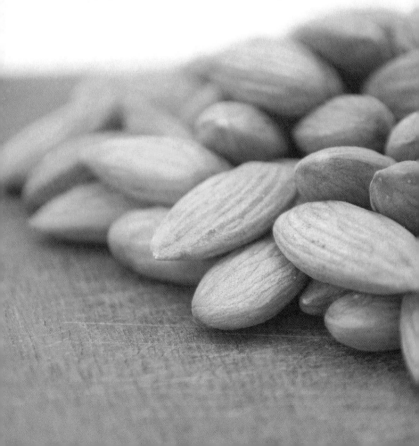

7

ACELERE SU METABOLISMO CON JUGOS Y BATIDOS FRESCOS

S E CREE QUE nuestros antepasados comían hasta seis libras [2,72 kg] de hojas verdes al día. ¿Se puede imaginar comer una bolsa de tienda de abarrotes llena de hojas de temporada todos los días? Pocos de nosotros comemos incluso la recomendación mínima del USDA de cinco porciones de verduras y frutas al día o tres tazas de vegetales verdes oscuros a la semana. Y, sin embargo, estos vegetales brindan una bonanza de vitaminas, minerales, enzimas, biofotones y fitonutrientes. La buena noticia es que puede hacerlas jugo y consumir fácilmente entre una y tres tazas de hojas verdes al día.

Caloría por caloría, las verduras de hoja verde oscura están entre las fuentes más concentradas de nutrición. Constituyen una rica fuente de minerales, incluyendo hierro, calcio, potasio y magnesio, además de las vitaminas K, C, E y muchas de las vitaminas B. También ofrecen una variedad de fitonutrientes incluyendo alfa y beta-caroteno, luteína y zeaxantina que protegen nuestras células de ser dañadas y nuestros ojos de enfermedades relacionadas con la edad. Las hojas verde oscuro incluso contienen pequeñas cantidades de grasas omega-3 .

Hacer y tomar jugos es una manera en la que usted puede tener estos "embellecedores llenos de poder" en su dieta cada día. Hay muchas hojas verdes de las que se puede extraer jugo como las hojas de berza, acelga, remolacha, col rizada, colinabo, mostaza, perejil, espinaca, lechuga, cilantro, berro, rúcula y diente de león.

Todo lo que necesita es un extractor de jugos y algunas recetas sabrosas para hacer un cambio significativo en su salud.

Los jugos verdes son buenos porque incluso si usted se toma el tiempo de masticar un par de tazas de verduras cada día, no obtendrá tantos beneficios de ellas como podría si las hace jugo. El proceso mecánico de extraer el jugo de las verduras es lo que rompe las paredes celulares de la planta y permite una mejor absorción que incluso el alimento mejor masticado. Tiene un efecto semejante a lanzar canicas a una valla metálica en lugar de pelotas de tenis: el contenido del jugo va a pasar a través de su tracto intestinal en una forma que no pueden los nutrientes del "tamaño de una pelota de tenis".

El jugo contiene micronutrientes de fácil absorción que optimizarán su salud y su bienestar general. Los jugos verdes energizan su cuerpo, encienden su metabolismo, aceleran la pérdida de peso y ponen a punto su salud.

No todos los jugos verdes son buenos para los trastornos de la tiroides

Aunque me encantan mis bebidas verdes, no todas las hojas son iguales. Este es el problema: la mayoría de los jugos verdes contienen col rizada, espinaca o verduras crucíferas como ingrediente básico. Mientras muchas personas pueden beber estos jugos sin complicaciones, esto no es cierto para los que están batallando con una condición tiroidea (o para los que son susceptibles a alguna). Si padece de un trastorno tiroideo, usted necesitará escoger y seleccionar sus ingredientes. Algunas hojas son sumamente útiles para la función tiroidea, pero otro tipo de hojas no. Es cierto que las últimas solamente son dañinas en grandes cantidades o cuando se hacen jugo diariamente, pero muchas de ellas son simplemente el tipo de supervegetales que usted podría querer utilizar diariamente. Aun así, al limitar su consumo y equilibrarlas con otros alimentos y nutrimentos, usted podrá obtener lo mejor de todos ellos.

Si los varía con otros, los jugos verdes ricos en clorofila como los de hojas de berro, berza, acelga, col rizada, colinabo, remolacha y perejil son buenos (varíe las hojas de las crucíferas con otras hojas no crucíferas como la lechuga, las hojas de remolacha, berro y espinaca, si padece hipotiroidismo). Las verduras crucíferas incluyen las conocidas brócoli y coliflor, col rizada y coles de Bruselas, así como las verduras que no se clasifican junto con ellas frecuentemente como el rábano picante, repollo chino, repollo, espinaca, hojas de mostaza, nabo, nabicol, rúcula, grelo y colinabo.

Lo importante que hay que saber es que cualquiera con un trastorno de tiroides necesita equilibrar las hojas de crucíferas (muchas de las cuales contienen componentes que mejoran la función tiroidea) con los otros muchos ingredientes frescos que son conocidos por auxiliar la función tiroidea, y escoger hojas no crucíferas la mayor parte del tiempo.

Otras hojas verdes amargas que combinan bien con verduras y frutas incluyen:

- Hojas de remolacha: Las hojas tienen venas rojo púrpura y carne verde brillante; sabor muy ácido con un toque de sabor de la mostaza y la remolacha.

- Berro: El berro tiene una amplia disponibilidad; el sabor es picante, agudo y punzante.

- Col rizada: las hojas color verde profundo son grandes y rizadas en los bordes; su sabor es similar al brócoli, pero tiene un final amargo y picante.

- Mostazas: las hojas son rojas o verdes; su sabor es fuerte y punzante, con un toque de mostaza y rábano picante.

- Acelga: tiene una hoja verde amplia, en forma de abanico con tallos anchos blancos y venas (algunas tienen venas de color rojo); el sabor es ligeramente amargo.

La razón por la que las verduras crucíferas están en la lista que hay que vigilar para los que hacen jugos y que padecen de trastornos tiroideos es que son lo que se llama "bociógenos". Como mencioné anteriormente en el capítulo 4, los bociógenos son sustancias que suprimen la función de la glándula tiroides al interferir con la absorción de yodo (esto puede provocar un crecimiento de la tiroides, conocido de otro modo como bocio). El yodo es vital para la producción de las hormonas tiroideas. Especialmente para las personas que ya tienen una tiroides hipoactiva, consumir verduras crucíferas crudas puede suprimir todavía más la producción de hormonas tiroideas.

La soya también tiene propiedades bociógenas, aunque los isoflavones bociógenos son neutralizados en los productos de soya fermentados. Se pueden encontrar pequeñas cantidades de bociógenos en la espinaca, la fresa, el durazno y los cacahuetes (incluyendo la mantequilla de cacahuete).

Su meta no debería ser eliminar los alimentos bociógenos por completo, porque tienen muchas propiedades que promueven la salud, incluyendo protección contra ciertos cánceres, sino limitarlos a cantidades diarias razonables o cocinarlos. Cocinar verduras crucíferas desactiva los compuestos bociógenos, ya que sus isotiocianatos parecen ser sensibles al calor.

Todo acerca de los jugos

Sin importar si usted acaba de empezar a hacer y tomar jugos o ha estado tomando jugos durante ya mucho tiempo, probablemente tiene algunas preguntas acerca de este tema. Es tiempo de responderlas. Espero inspirarlo a hacer y beber jugos como un hábito diario, sea que quiera hacerlos color verde o de cualquier otro color en el arco iris de los jugos.

Cada vez que usted se sirve un vaso de jugo recién hecho, imagínese un gran cóctel de vitaminas y minerales con una riqueza de nutrientes que promueven la vitalidad. Las verduras son convertidas en una forma fácilmente absorbible que su cuerpo puede utilizar en seguida. Este alimento no tiene que pasar por un gran proceso de separarlo todo, así que entra a su cuerpo para darle energía y renovar directamente a sus células. También le ahorra a sus órganos todo el trabajo necesario para digerir los alimentos y eso equivale a más energía. Asimismo desintoxica su cuerpo porque es rico en antioxidantes, de modo que aligera su carga, por lo que el cuerpo no tiene que trabajar tan duro para lidiar con todo el material tóxico.

Además del agua y las proteínas y los carbohidratos de fácil absorción, el jugo también proporciona ácidos grasos esenciales, vitaminas, minerales, enzimas y fitonutrientes. Y los investigadores continúan explorando la manera en que los nutrientes que se encuentran en el jugo ayudan al cuerpo a sanar y a deshacerse del peso no deseado.

La próxima vez que se haga un vaso de jugo fresco, esto es lo que estará bebiendo:

Proteína. ¿Alguna vez ha considerado al jugo como una fuente de proteína? Sorprendentemente ofrece más de lo que pudiera pensar. Utilizamos la proteína para formar músculos, ligamentos, tendones, cabello, uñas y piel. La proteína es necesaria para elaborar enzimas, las cuales dirigen las reacciones químicas y las hormonas que guían las funciones corporales. Las frutas y las verduras contienen menores cantidades de proteína que los alimentos de origen animal como la carne de los músculos y los productos lácteos. Por lo tanto, se los considera como fuentes pobres de proteína. Pero los jugos son formas concentradas de verduras y frutas, por lo cual proporcionan aminoácidos de fácil absorción: los aminoácidos son los componentes que forman las proteínas. Por ejemplo, dieciséis onzas [473 ml] de jugo de zanahoria (dos a tres libras [900 g a 1,36 kg] de zanahorias) proporcionan aproximadamente cinco gramos de proteína (el equivalente a una alita de pollo o dos onzas [56,7 g] de tofu). La proteína vegetal no es una proteína completa, así que no proporciona todos los aminoácidos que su cuerpo necesita. Además de muchas hojas verdes oscuras, usted querrá comer otras fuentes de proteína, tales como germinados, leguminosas (judías, lentejas y guisantes partidos), nueces, semillas y granos enteros. Si no es vegano, puede agregar huevos y carnes de músculo de campo y alimentadas con pasto como pollo, pavo, cordero y res junto con pescado silvestre.

Carbohidratos. Los jugos de frutas y verduras contienen carbohidratos. Los carbohidratos proporcionan combustible para el cuerpo, que es utilizado para reacciones químicas, producción de calor y movimiento. Los enlaces químicos de los carbohidratos atrapan la energía que la planta recibe del sol, y esta energía es liberada cuando el cuerpo quema alimentos vegetales como combustible. Hay tres categorías de carbohidratos: simples (azúcares), complejos (almidones y fibra) y fibra. Elija más carbohidratos complejos que carbohidratos simples en su dieta. Hay más azúcares simples en el jugo de frutas que en el de verduras, que es la razón por la que usted debe tomar más jugos de verduras y en algunos casos no beber más de cuatro onzas [118,3 ml] de jugo de fruta al día. En las verduras y las frutas enteras se encuentran fibras tanto solubles como insolubles, y ambos tipos son necesarios para una buena salud. ¿Quién dijo que el jugo no tiene fibra? El jugo tiene la forma soluble: la pectina y las gomas, que son excelentes para el tracto digestivo. La fibra soluble también ayuda a reducir los niveles de colesterol en sangre, estabiliza el azúcar en la sangre y mejora las bacterias benignas del intestino.

Ácidos grasos esenciales. Hay muy poca grasa en los jugos de frutas y verduras, pero las grasas que sí contienen los jugos son esenciales para su salud. Los ácidos grasos esenciales (EFA)—los ácidos linoleico y alfa-linolénico en particular—que se encuentran en el jugo fresco funcionan como componentes de las células nerviosas, de las membranas celulares y de unas sustancias semejantes a las hormonas llamadas prostaglandinas. Estas también son necesarias para la producción de energía. Usted puede obtener más ácidos grasos esenciales mediante consumir pescado de agua fría, linaza, nuez y otros alimentos.

Vitaminas. El jugo fresco está cargado de vitaminas. Las vitaminas participan, junto con los minerales y las enzimas, en reacciones químicas. Por ejemplo, la vitamina C participa en la producción de colágeno, uno de los principales tipos de proteína que se encuentra en el cuerpo. Los jugos frescos son excelentes fuentes de vitaminas hidrosolubles como la C; muchas de las vitaminas B y algunas vitaminas liposolubles como la vitamina E; los carotenos, conocidos como provitamina A (se convierten en vitamina A según el cuerpo lo necesite); y la vitamina K.

Minerales. El jugo fresco está cargado de minerales. Hay alrededor de dos docenas de minerales que su cuerpo necesita para funcionar bien. Los minerales, junto con las vitaminas, son componentes de las enzimas. Forman parte de los huesos, dientes y tejidos sanguíneos y ayudan a mantener la función celular normal. Los minerales principales incluyen calcio, cloro, magnesio, fósforo, potasio, sodio y azufre. Los minerales traza son aquellos que son necesarios en cantidades muy pequeñas, que incluyen boro, cromo, cobalto, cobre, flúor, manganeso, níquel, selenio, vanadio y cinc. Los minerales ocurren en formas inorgánicas en el suelo y las plantas los incorporan a sus tejidos. Como parte de este proceso, los minerales se combinan con las moléculas orgánicas en formas fácilmente absorbibles, que hacen de los alimentos vegetales una excelente fuente dietética de minerales. Se cree que los jugos proporcionan mejor absorción de minerales que las verduras enteras porque el proceso de la extracción del jugo libera los minerales en una forma altamente absorbible y fácilmente digerible.

Enzimas. Los jugos frescos están repletos de enzimas: aquellas moléculas "vivas" que trabajan con las vitaminas y los minerales para acelerar las reacciones necesarias para las funciones vitales del cuerpo. Sin las enzimas no tendríamos vida en nuestras células. Las enzimas abundan en los alimentos crudos, pero el calor como la cocción y la pasteurización las destruye. Todos los jugos que se embotellan, incluso los que se mantienen en refrigeración, tienen que ser pasteurizados. Se requiere que las temperaturas para la pasteurización vayan por encima del límite de lo que preservaría las enzimas y las vitaminas. Cuando come y bebe alimentos ricos en enzimas, estas pequeñas proteínas ayudan a descomponer los alimentos en el tracto digestivo, librando así al páncreas, el intestino, la vesícula biliar y el estómago—los productores de enzimas del cuerpo—del exceso de trabajo. Esta acción coadyuvante es conocida como la "ley de la secreción por adaptación de enzimas digestivas". Esto significa que cuando una porción de los alimentos que consume es digerida por las enzimas presentes en los alimentos que ingiere, el cuerpo segrega menos de sus propias enzimas, permitiendo así que la energía de su cuerpo se desvíe de la digestión a otras funciones como reparación y rejuvenecimiento. En otras palabras, los jugos frescos requieren sumamente poco gasto de energía para digerirse. Y esa es una de las razones por las que las personas que empiezan a beber regularmente jugo fresco, a menudo informan que se sienten mejor y con más energía de inmediato.

Fitoquímicos. Las plantas contienen sustancias que las protegen de las enfermedades, las lesiones y la contaminación. Estas sustancias son conocidas como fitoquímicos: *fito* significa planta y *químico* en este contexto significa nutrimento. Hay decenas de miles de fitoquímicos en los alimentos que comemos. Por ejemplo, el tomate promedio puede contener hasta diez mil diferentes tipos de fitoquímicos, el más famoso es el licopeno. Los fitoquímicos les dan a las plantas su color, olor y sabor. A diferencia de las vitaminas y las enzimas, permanecen estables frente al calor y pueden soportar la cocción. Los investigadores han encontrado que las personas que consumen más frutas y verduras, que son las mejores fuentes de fitoquímicos, tienen la menor incidencia de cáncer y otras enfermedades. Beber jugos de verduras le brinda estas sustancias vitales en una forma concentrada.

El porqué y el cómo de hacer y beber jugos

¿Por qué hacer y beber jugo? ¿Por qué no simplemente comer las frutas y las verduras?

Aunque siempre le digo a la gente que coma frutas y verduras, hay al menos tres razones por las que hacer y beber jugo es importante y por las que también debería incluirse en la dieta. En primer lugar, podemos hacer jugo muchas más frutas y verduras de las que probablemente nos podríamos comer en un día. ¡Masticar verduras crudas requiere mucho tiempo! Masticar es algo sumamente bueno, y yo lo recomiendo ampliamente. Sin embargo, no tenemos mucho tiempo para masticar alimentos crudos. Un día medí cuánto tiempo me tomaba comer cinco zanahorias medianas (que es la cantidad que a menudo hago jugo junto con pepino, limón [amarillo], raíz de jengibre, remolacha, col rizada y apio). Me tomó unos cincuenta minutos masticarlas y tragármelas. No solo no tengo tanto tiempo todos los días, mi mandíbula quedó tan cansada después que apenas y la podía mover.

En segundo lugar, podemos extraer jugo de partes de la planta que no nos comeríamos normalmente, como tallos, hojas y semillas. Yo extraigo jugo de cosas que sé que rara vez comería o nunca, tales como los tallos y las hojas de la remolacha, las hojas del apio, la pequeña parte blanca del limón con las semillas, los tallos de los espárragos, los tallos del brócoli, la base de la coliflor, las hojas del colinabo, las hojas del rábano y las costillas de la col rizada.

En tercer lugar, el jugo ya está procesado así que hace más fácil la digestión. Se estima que el jugo ya está trabajando en el sistema entre unos veinte y treinta minutos después de que se consume. Para padecimientos como los trastornos tiroideos, el jugo es terapéutico por esta misma razón. Cuando el cuerpo tiene que trabajar duro para digerir las verduras, por ejemplo, puede gastar mucha energía en el proceso digestivo. Pero hacer y tomar jugos hace el trabajo por uno. Así que cuando usted bebe un vaso de jugo fresco, todos esos nutrientes que dan vida pueden ir a trabajar de inmediato para sanar y reparar su cuerpo, dándole energía para su trabajo de rejuvenecimiento.

Las personas a menudo me preguntan si se necesita una cesta llena de una fanega de frutas y verduras para hacer un vaso de jugo. De hecho, si está usando un buen extractor, toma una cantidad sorprendentemente pequeña. Por ejemplo, cinco a siete zanahorias grandes o un pepino grande producen un vaso de ocho onzas [236,6 ml] de jugo. Las siguientes cantidades de frutas y verduras rinden aproximadamente cuatro onzas [118,3 ml] de jugo cada uno: una manzana grande, tres o cuatro tallos grandes de apio (de trece pulgadas [33 cm]) o una naranja grande. La clave es conseguir un buen extractor que deje una pulpa seca. He llegado a utilizar extractores de jugo que dejaban una pulpa muy húmeda. Al correr la pulpa en el extractor nuevamente obtenía más jugo y la pulpa restante todavía seguía húmeda.

GUÍA PARA HACER Y BEBER JUGOS

- Lave todas las frutas y las verduras antes de hacerlas jugo. Hay productos para lavar frutas y verduras disponibles en muchas tiendas de abarrotes y de alimentos saludables. O puede usar peróxido de hidrógeno y luego enjuagar. Corte todas las partes mohosas, magulladas o dañadas de las frutas y las verduras.

- Siempre pele las naranjas, las mandarinas, los tangelos y las toronjas antes de hacerlas jugo, porque las cáscaras de estos cítricos contienen aceites volátiles que pueden causar problemas digestivos como dolores de estómago. Se puede extraer jugo de las cáscaras del limón (amarillo) y de la lima (limón verde) si son orgánicos, pero añaden un sabor peculiar que a usted podría no gustarle. Pélelas, pero deje tanto de la delgada parte blanca de las frutas cítricas como sea posible, puesto que contiene la mayor cantidad de vitamina C y bioflavonoides. Siempre pele los mangos y las papayas, ya que sus pieles contienen un agente irritante que es perjudicial cuando se come en gran cantidad. Pele todas las frutas y verduras que no estén etiquetadas como orgánicos aunque la mayor concentración de nutrientes se encuentra en y cerca de la cáscara. Las cáscaras y pieles de frutas y verduras rociadas contienen la mayor concentración de pesticidas.

- Remueva los huesos y las semillas duras de frutas como los duraznos, las ciruelas, los albaricoques, las cerezas y los mangos. Las semillas más suaves de los pepinos, naranjas, limones, limas, sandías, melones, uvas, papayas y manzanas se pueden hacer jugo sin problema.

- Usted puede hacer jugo de los tallos y hojas de la mayoría de las frutas y las verduras como los tallos y hojas de la remolacha, las hojas que coronan las fresas, las hojas de apio y los pequeños tallos de las uvas; estos también brindan nutrientes. Deseche los tallos de uva más grandes, ya que pueden amolar la cuchilla del extractor. También remueva los tallos y las hojas de las zanahorias y el ruibarbo porque

> contienen sustancias tóxicas. Corte la punta de las zanahorias puesto que esta es la parte que primero se echa a perder.
>
> - Corte las frutas y las verduras en secciones o trozos que quepan en el tubo de alimentación de su extractor. Usted aprenderá por experiencia qué puede añadir entero y qué tamaño de trozos funciona mejor para su máquina. Si tiene un tubo de alimentación grande, no tendrá que cortar tantos vegetales.
>
> - ¡Beba y disfrute!

Algunas frutas y verduras no se prestan bien para hacerlas jugo. La mayoría de las frutas y verduras contienen mucha agua, lo cual es ideal para hacer jugo. Las verduras y las frutas que contienen menos agua, como los plátanos y los aguacates, no son buenos para hacerlos jugo. Pueden ser usados en sopas frías y batidos a través de extraer primero el jugo de otros vegetales, para luego verter el jugo en una licuadora y agregarle el aguacate, por ejemplo, para hacer una sopa cruda. Los mangos y las papayas pueden hacerse jugo, pero producen un jugo más denso.

Beba su jugo tan pronto como usted pueda después de haberlo hecho. Si no puede beber el jugo de inmediato, almacénelo en un contenedor hermético como un termo o en otro recipiente hermético, opaco y póngalo en la nevera de ser posible. También puede congelarlo.

Tenga en cuenta que entre más deje reposar el jugo antes de beberlo, se pierden la mayor cantidad de nutrientes. Si el jugo se vuelve marrón, se ha oxidado y ha perdido una gran cantidad de su valor nutricional; no es bueno beberlo en este punto ya que puede estar echado a perder. El jugo de melón y el de col no duran mucho almacenados; bébalos tan pronto los haya hecho.

¡Ahora que ha aprendido como hacerlo, es momento de zambullirse y hacer su primer elixir para la tiroides!

8

RECETAS DE JUGOS, BATIDOS Y ALIMENTOS VIVOS PARA SANAR SU TIROIDES

Jugos

Poder alcalino

3 zanahorias, bien fregadas, sin hojas o tallos y con ambos extremos recortados

2 tallos de apio con hojas

1 puñado de espinacas

1 pepino, pelado si no es orgánico

½ manzana verde [se refiere al tipo de manzana y no al grado de maduración]

Corte la fruta y la verdura para que quepa en el tubo de alimentación de su extractor. Procese los ingredientes en su extractor y revuelva. Vierta en un vaso y beba tan pronto como sea posible. Rinde 1 porción.

Cóctel de rúcula

Libra por libra la rúcula es uno de los alimentos anticáncer *más* potentes. Algunos de sus fitoquímicos, como los glucosinolatos y los sulforafanes, son responsables de estimular las enzimas que ayudan al cuerpo a limpiarse de toxinas y carcinógenos. También contiene carotenos que pueden proteger contra el daño del sol, enfermedades del corazón y cáncer. Además, estos nutrientes mejoran la comunicación entre las células, algo que puede desempeñar un papel importante en la función celular saludable.

1 pepino, pelado si no es orgánico
1 puñado de rúcula
2 tallos de apio con hojas
1 trozo de raíz de jengibre de una pulgada [2,54 cm]
1 limón [amarillo], pelado si no es orgánico

Corte el pepino por la mitad. Procese medio pepino. Haga un manojo de rúcula y pásela por el extractor con la otra mitad del pepino seguido del apio, el jengibre y el limón. Revuelva el jugo y beba tan pronto como sea posible. Rinde 1 porción.

Delicia asiática

1 trozo de jícama de 2 pulgadas [5,08 cm] por 4 a 5 pulgadas [10,16 a 12,7 cm], bien fregado o pelado
2 a 3 zanahorias, bien fregadas, sin hojas o tallos y con ambos extremos recortados
1 rábano blanco, sin tallos ni hojas y fregado
1 trozo de raíz de jengibre de una pulgada [2,54 cm]

Corte la fruta y la verdura para que quepa en el tubo de alimentación de su extractor de jugos. Procese los ingredientes en su extractor y revuelva. Vierta en un vaso y beba tan pronto como sea posible. Rinde 1 porción.

Remolacha express

   3 zanahorias, bien fregadas, sin hojas o tallos y con ambos extremos
      recortados
   2 hojas de col rizada
   1 remolacha pequeña con hojas
   1 trozo de raíz de jengibre de una pulgada [2,54 cm]
   1 limón [amarillo], pelado si no es orgánico
   1 diente de ajo

Corte la fruta y la verdura para que quepa en el tubo de alimentación de su extractor. Procese todos los ingredientes en su extractor,
revuelva y beba tan pronto como sea posible. Rinde 1 porción.

Combo del gimnasio

   1 puñado de perejil
   1 puñado de espinacas

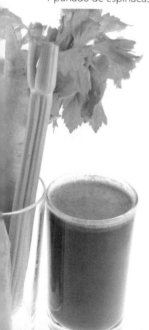

   2 hojas de lechuga
   3 a 4 zanahorias, bien fregadas, sin hojas o
   tallos y con ambos extremos recortados
   1 remolacha pequeña con hojas
   2 tallos de apio con hojas
   ¼ de pimiento verde
   2 dientes de ajo (no necesita pelarlos)
   1 trozo de raíz de jengibre de una pulgada
   [2,54 cm]

Envuelva el perejil y la espinaca en hojas
de lechuga. Corte todos los ingredientes
para quepan en el tubo de alimentación
de su extractor. Pase los envoltorios de lechuga por del extractor, seguidos por el
resto de los ingredientes. Revuelva y sirva
tan pronto como sea posible. Rinde 2 porciones.

Enverdecedor

4 hojas de remolacha
4 hojas de colirrábano
2 tallos de apio con hojas
1 pepino, pelado si no es orgánico
2 a 3 zanahorias, bien fregadas, sin hojas o tallos y con ambos
    extremos recortados
1 pera
½ limón [amarillo], pelado si no es orgánico

Coloque algunas de las hojas verdes en el extractor; alterne las hojas restantes con el apio seguido del pepino, la zanahoria, la pera y el limón. Revuelva el jugo y beba tan pronto como sea posible. Rinde de 1 a 2 porciones.

Jugo gourmet de verduras vivas

1 pequeño manojo de perejil
1 taza no muy apretada de hojas tiernas de espinaca
3 hojas de lechuga verde oscuro
4 zanahorias, bien fregadas, sin hojas o tallos y con ambos extremos
    recortados
½ pimiento morrón verde, incluyendo las semillas y el interior de la
    membrana
2 cebolletas
1 diente de ajo (no necesita pelarlo)
2 tallos de apio con hojas
½ remolacha pequeña con hojas

Corte la fruta y la verdura para que quepa en el tubo de alimentación de su extractor. Envuelva el perejil y la espinaca en las hojas de lechuga y páselos por el extractor. Siga con los ingredientes restantes. Vierta en dos vasos y beba tan pronto como sea posible. Rinde 2 porciones.

Bondad verde

6 ramitas de perejil
3 hojas de berza dinosaurio
2 tallos de apio con hojas
1 pepino, pelado si no es orgánico
1 tallo de hinojo y sus frondas

Corte la fruta y la verdura para que quepa en el tubo de alimentación de su extractor. Envuelva el perejil con las hojas de berza dinosaurio y páselos lentamente por el extractor. Procese el resto de los ingredientes en su extractor y revuelva. Vierta en un vaso y beba tan pronto como sea posible. Rinde 1 porción.

Recarga verde

1 pepino, pelado si no es orgánico
1 puñado de germen de girasol
1 puñado de germen de trigo sarraceno
1 pequeño puñado de germen de trébol
2 hojas de col rizada
1 puñado grande de espinacas
1 lima [limón verde], pelada si no es orgánica

Corte el pepino para que quepa en el tubo de alimentación de su extractor. Procese la mitad del pepino primero. Amontone los germinados (si los está usando) y envuélvalos en una hoja de col rizada, luego envuelva la espinaca en la otra hoja de col rizada. Apague la máquina y agréguelos al extractor. Vuelva a encender la máquina y empuje las hojas de col rizada lentamente con el resto del pepino, luego procese el pepino restante y la lima. Revuelva los ingredientes, vierta en un vaso y beba tan pronto como sea posible. Rinde 1 a 2 porciones.

Suprema verde

1 puñado de perejil
1 pequeño manojo de cilantro
1 hoja de acelga
2 tallos de apio con hojas
1 pepino, pelado si no es orgánico
1 manzana verde
1 limón [amarillo], pelado si no es orgánico
1 trozo de raíz de jengibre de una pulgada [2,54 cm]

Corte la fruta y la verdura para que quepa en el tubo de alimentación de su extractor. Envuelva el perejil y el cilantro en la hoja de acelga. Empiece con el apio y el pepino y luego pase el envoltorio de acelga-perejil y cilantro lentamente por el extractor; siga con los ingredientes restantes. Vierta en un vaso y beba tan pronto como sea posible. Rinde 2 porciones.

Sorpresa de ajo

1 puñado de perejil
1 hoja de lechuga verde oscuro
½ pepino mediano, pelado si no es orgánico
1 diente de ajo
3 zanahorias, bien fregadas, sin hojas o tallos y con ambos extremos
    recortados
2 tallos de apio con hojas

Envuelva el perejil con la hoja de lechuga. Procese el pepino y luego el envoltorio de perejil y lechuga en su extractor. Procese el ajo en el extractor con las zanahorias. Siga con el apio. Revuelva y sirva en un vaso. Bébalo tan pronto como sea posible. Rinde de 1 a 2 porciones.

Jugo verde puro y duro

1 puñado de espinacas
1 puñado de perejil
2 hojas de col rizada
2 tallos de apio con hojas
1 pepino, pelado si no es orgánico
1 trozo de raíz de jengibre de una pulgada [2,54 cm]
½ pera
½ manzana verde [se refiere al tipo de manzana y no al grado de maduración]

Corte la fruta y la verdura para que quepa en el tubo de alimentación de su extractor. Envuelva la espinaca y el perejil en las hojas de col rizada. Comience con el apio y el pepino; luego pase los envoltorios de col rizada por el extractor lentamente. Siga con los ingredientes restantes. Vierta en un vaso y beba tan pronto como sea posible. Rinde 2 porciones.

Especial de magnesio

4 a 5 tallos de remolacha con sus hojas
2 hojas de acelga
2 hojas de berza
1 pepino, pelado si no es orgánico
½ manzana verde (omitir si diabético)
½ limón [amarillo], pelado si no es orgánico

Corte la fruta y la verdura para que quepa en el tubo de alimentación de su extractor. Procese los ingredientes en su extractor y revuelva. Vierta en un vaso y beba tan pronto como sea posible. Rinde 2 porciones.

Huerto vaporoso

1 pequeño manojo de perejil
2 a 3 hojas de col rizada
3 zanahorias, bien fregadas, sin hojas o tallos y con ambos extremos recortados
1 manzana
1 trozo de raíz de jengibre de una pulgada [2,54 cm]

Corte la fruta y la verdura para que quepa en el tubo de alimentación de su extractor. Envuelva el perejil en una hoja de col rizada. Procese las zanahorias primero, luego empuje el envoltorio de col rizada a través del procesador lentamente; siga con los ingredientes restantes. Vierta en un vaso y beba tan pronto como sea posible. Rinde 1 porción.

Remolacha marroquí

1 manojo pequeño de menta
1 hoja de lechuga
1 remolacha con hojas
1 pepino, pelado si no es orgánico
1 limón [amarillo], pelado si no es orgánico

Corte la fruta y la verdura para que quepa en el tubo de alimentación de su extractor. Envuelva la menta en la hoja de lechuga. Comience procesando la remolacha y el pepino, luego pase el envoltorio de lechuga y menta lentamente por el extractor y siga con el limón. Vierta en un vaso y beba tan pronto como sea posible. Rinde 1 porción.

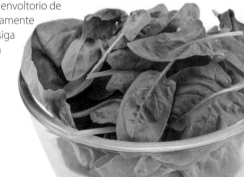

Sorpresa de mostaza

En la medicina china las hojas de mostaza proporcionan lo que se conoce como "energía caliente", que es buena para aliviar la congestión y la mala circulación.

3 zanahorias, bien fregadas, sin hojas o tallos y con ambos extremos recortados
2 tallos de apio con hojas
2 a 3 hojas de mostaza
1 pepino, pelado si no es orgánico
1 manzana (las variedades verdes son más bajas en azúcar)

Corte la fruta y la verdura para que quepa en el tubo de alimentación de su extractor. Procese las zanahorias y el apio. Enrolle las hojas de mostaza y colóquelas en el extractor. Procese las hojas con el pepino y la manzana. Revuelva el jugo y beba tan pronto como sea posible. Rinde 1 a 2 porciones.

Perejil alegre

1 manojo de perejil
2 hojas de lechuga verde oscuro
3 zanahorias, bien fregadas, sin hojas o tallos y con ambos extremos recortados
2 tallos de apio con hojas
1 pepino, pelado si no es orgánico
1 limón [amarillo], pelado si no es orgánico

Corte la fruta y la verdura para que quepa en el tubo de alimentación de su extractor de jugos. Envuelva el perejil con las hojas de lechuga y páselo lentamente por el extractor. Procese el resto de los ingredientes en su extractor y revuelva. Vierta en un vaso y beba tan pronto como sea posible. Rinde de 1 a 2 porciones.

Sorpresa de piña

¼ de piña, pelada si no es orgánica
6 hojas de col rizada
2 tallos de apio con hojas
1 trozo de raíz de jengibre de una pulgada [2,54 cm]

Corte la fruta y la verdura para que quepa en el tubo de alimentación de su extractor. Procese los ingredientes en su extractor y revuelva. Vierta en un vaso y beba tan pronto como sea posible. Rinde 1 porción.

Energizante de espinaca

½ pepino, pelado si no es orgánico
1 pequeño manojo de perejil
1 hoja de lechuga verde
3 zanahorias, bien fregadas, sin hojas o tallos y con ambos extremos recortados
2 tallos de apio con hojas
½ remolacha, bien fregada, (opcional; incluya el tallo y 1 a 2 hojas)
½ limón [amarillo], pelado si no es orgánico

Corte la fruta y la verdura para que quepa en el tubo de alimentación de su extractor. Comience con el pepino; luego envuelva el perejil con una hoja de lechuga y empújelo lentamente a través de la máquina. Procese el resto de los ingredientes en su extractor y revuelva. Vierta en un vaso y beba tan pronto como sea posible. Rinde 1 a 2 porciones.

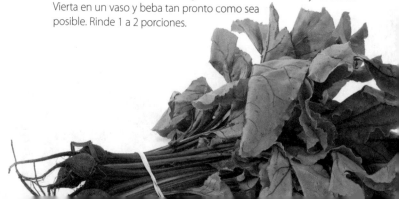

Velas rojas al atardecer

3 zanahorias, bien fregadas, sin hojas o tallos y con ambos extremos
    recortados
½ pimiento morrón rojo con las semillas y las membranas
1 remolacha pequeña con hojas
1 hoja de acelga roja
1 limón [amarillo], pelado si no es orgánico

Corte la fruta y la verdura para que quepa en el tubo de alimentación de su extractor. Procese los ingredientes en su extractor y
revuelva. Vierta en un vaso y beba tan pronto como sea posible.
Rinde 1 porción.

Espinaca y toronja picante

1 taza no muy apretada de hojas tiernas de espinaca
1 hoja de lechuga
¼ de jícama mediana, pelada si no es orgánica
½ toronja roja, pelada
1 trozo de raíz de jengibre de una pulgada [2,54 cm]

Corte la fruta y la verdura para que quepa en el tubo de alimentación de su extractor. Envuelva la espinaca en la hoja de lechuga.
Comience con la jícama; luego pase el envoltorio de lechuga por
el extractor lentamente. Siga con los ingredientes restantes y revuelva. Vierta en un vaso y beba tan pronto como sea posible.
        Rinde 1 porción.

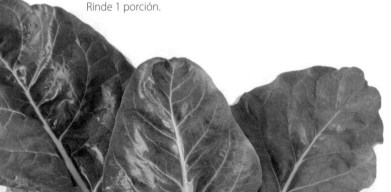

Recarga de germinados y pepino

1 pepino, pelado si no es orgánico
1 puñado de germen de girasol (opcional)
1 puñado de germen de trigo sarraceno (opcional)
1 pequeño puñado de germen de trébol (opcional)
2 hojas de col rizada
1 puñado grande de espinacas
1 lima [limón verde], pelada si no es orgánica

Corte el pepino para que quepa en el tubo de alimentación de su extractor. Procese la mitad del pepino primero. Amontone los germinados (si los está usando) y envuélvalos en una hoja de col rizada, luego envuelva la espinaca en la otra hoja de col rizada. Apague la máquina y agréguelos al extractor. Vuelva a encender la máquina y empuje las hojas de col rizada lentamente con el resto del pepino, luego procese el pepino restante y la lima. Revuelva los ingredientes, vierta en un vaso y beba tan pronto como sea posible. Rinde 1 a 2 porciones.

Superverde

1 pera
1 limón [amarillo], pelado si no es orgánico
4 hojas de col rizada
2 tallos de apio con hojas
1 pepino, pelado si no es orgánico
1 trozo de raíz de jengibre de una pulgada [2,54 cm]

Corte la fruta y la verdura para que quepa en el tubo de alimentación de su extractor. Comience con la pera y el limón, luego procese todos los ingredientes y revuelva. Vierta en un vaso y beba tan pronto como sea posible. Rinde 2 porciones.

Superverde II

1 colinabo pequeño con hojas
1 hoja de col rizada
1 kiwi
2 tallos de apio con hojas
1 manzana (las variedades verdes tienen menos azúcar)
½ limón [amarillo], pelado si no es orgánico

Corte la fruta y la verdura para que quepa en el tubo de alimentación de su extractor. Enrolle las hojas y métalas en el extractor con los tallos de apio y el kiwi. Siga con la manzana y el limón. Revuelva y beba tan pronto como sea posible. Rinde 1 porción.

Superbebida verde de germinados

1 pepino, pelado si no es orgánico
1 tallo de apio con hojas, al gusto
1 puñado pequeño de germinados como brócoli o rábano
1 gran puñado de germen de girasol
1 pequeño puñado de germen de trigo sarraceno
1 limón [amarillo], pelado si no es orgánico

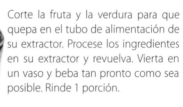

Corte la fruta y la verdura para que quepa en el tubo de alimentación de su extractor. Procese los ingredientes en su extractor y revuelva. Vierta en un vaso y beba tan pronto como sea posible. Rinde 1 porción.

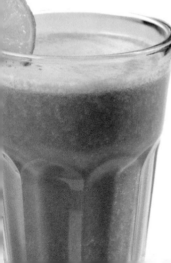

Superbebida de germinados

1 pequeño puñado de germen de trébol o rábano
1 gran puñado de germen de girasol
1 pequeño puñado de germen de trigo sarraceno
2 hojas de col rizada
1 pepino, pelado si no es orgánico

Corte la fruta y la verdura para que quepa en el tubo de alimentación de su extractor. Envuelva los germinados en hojas de col rizada y páselos por el extractor lentamente. Procese el resto de los ingredientes en su extractor y revuelva. Vierta en un vaso y beba tan pronto como sea posible. Rinde 1 porción.

Sombrero verde dulce

1 manzana roja o amarilla
3 zanahorias, bien fregadas, sin hojas o tallos y con ambos extremos recortados
2 tallos de apio con hojas
2 hojas de col rizada
1 pepino, pelado si no es orgánico
1 limón [amarillo], pelado si no es orgánico
¼ de chile jalapeño, con las semillas removidas a menos que le gusten los alimentos realmente picantes

Corte la fruta y la verdura para que quepa en el tubo de alimentación de su extractor. Comience con la manzana y procese todos los ingredientes en su extractor. Revuelva, vierta en un vaso y beba tan pronto como sea posible. Rinde 2 porciones.

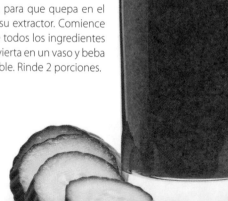

Dulce serenidad

1 puñado de espinacas
1 hoja de lechuga romana
1 manzana
2 tallos de apio con hojas
1 pepino, pelado si no es orgánico
1 lima [limón verde], pelada si no es orgánica

Corte la fruta y la verdura para que quepa en el tubo de alimentación de su extractor. Envuelva la espinaca en la hoja de lechuga romana. Comience con la manzana; luego pase el envoltorio de lechuga por el extractor lentamente. Siga con los ingredientes restantes y revuelva. Vierta en un vaso y beba tan pronto como sea posible. Rinde 1 porción.

Energizante matutino II

3 a 4 zanahorias, bien fregadas, sin hojas o tallos y con ambos
    extremos recortados
1 pepino, pelado si no es orgánico
1 remolacha pequeña, bien fregada con tallos y hojas
1 limón [amarillo], pelado si no es orgánico
½ manzana verde
1 trozo fresco de raíz de jengibre de una pulgada [2,54 cm], pelado

Corte la fruta y la verdura para que quepa en el tubo de alimentación de su extractor. Procese los ingredientes en su extractor y revuelva. Vierta en un vaso y beba tan pronto como sea posible. Rinde 1 a 2 porciones.

Tónico tiroideo I

Los rábanos son un tónico tradicional para la tiroides. En la antigua Unión Soviética los rábanos negros y rojos eran aceptados y recomendados por algunos médicos como tratamiento médico para el hipotiroidismo. Los rábanos contienen un componente de azufre llamado raphanin que mantiene la producción de tiroxina y calcitonina (una hormona péptida) en equilibrio normal.

5 zanahorias, bien fregadas, sin hojas o tallos y con ambos extremos
      recortados
½ limón [amarillo], pelado
5 a 6 rábanos con tallo y hojas

Corte la fruta y la verdura para que quepa en el tubo de alimentación de su extractor de jugos. Procese los ingredientes en su extractor y revuelva. Vierta en un vaso y beba tan pronto como sea posible. Rinde 1 porción.

Tónico tiroideo II

5 a 6 rábanos con tallo y hojas
1 zanahoria, bien fregada, sin hojas o tallos y con ambos extremos
      recortados
1 tomate
1 tallo de apio o el tamaño equivalente de un pedazo de calabaza
      italiana
Una pizca de kelp

Corte la verdura para que quepa en el tubo de alimentación de su extractor de jugos. Procese los ingredientes en su extractor y revuelva. Vierta en un vaso y beba tan pronto como sea posible. Rinde 1 porción.

Jengibre torcida

4 zanahorias, bien fregadas, sin hojas o tallos y con ambos extremos
    recortados
1 puñado de perejil
1 limón [amarillo] pelado
1 manzana
1 trozo fresco pelado de raíz de jengibre de dos pulgadas [5,08 cm]

Corte la fruta y la verdura para que quepa en el tubo de alimentación de su extractor. Procese los ingredientes en su extractor y
revuelva. Vierta en un vaso y beba tan pronto como sea posible.
Rinde 1 a 2 porciones.

Totalmente verde

1 puñado de perejil
1 puñado de espinacas
5 hojas de lechuga verde
2 tallos de apio con hojas
2 manzanas verdes (amarillas o rojas para un sabor más dulce)

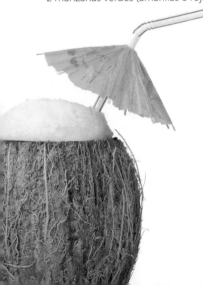

Corte la fruta y la verdura
para que quepa en el tubo
de alimentación de su ex-
tractor. Envuelva el perejil y
la espinaca con las hojas de
lechuga y páselo por el extractor lentamente con el
apio y la manzana. Revuelva
el jugo y beba tan pronto
como sea posible. Rinde 1
porción.

Cóctel de energía verde salvaje

Las hojas verdes silvestres reducen el deseo de alimentos con alto contenido de almidón, haciéndolas una excelente ayuda para adelgazar.

1 pepino, pelado si no es orgánico
1 tallo de apio con hojas
1 puñado de verduras de hoja silvestres como diente de león, ortigas, plátano macho, huauzontle o acedera
1 manzana (las variedades verdes son más bajas en azúcar)
1 limón [amarillo], pelado si no es orgánico

Corte la fruta y la verdura para que quepa en el tubo de alimentación de su extractor y procéselos. Revuelva y beba tan pronto como sea posible. Rinde 1 porción.

Batidos

Crema de aguacate

½ taza de leche de almendra
1 aguacate, pelado y sin hueso
1 puñado de espinacas
2 cucharadas de jugo fresco de limón [amarillo]
2 a 3 gotas de stevia
1 cucharadita de extracto puro de vainilla
1 cucharadita de ralladura fresca de cáscara de limón [amarillo] orgánico; recién rallada
6 cubos de hielo

Combine todos los ingredientes en la licuadora y procese hasta obtener un batido suave y cremoso. Sirva frío. Rinde 1 porción.

Mañana caribeña

   1 taza de leche de coco
   ½ taza de jugo de naranja fresco
   1 cucharada de aceite de coco
   1 ½ tazas de papaya fresca o en trozos congelados
   1 taza de piña fresca o congelada en trozos
   ½ taza de col rizada cortada en trozos
   2 cucharadas de coco rallado sin edulcorar
   6 cubos de hielo (opcional, es posible que no lo necesite si usa fruta
       congelada)

Vierta la leche de coco, el jugo de naranja, y el aceite de coco en
la licuadora y un procese hasta combinarlos. Entonces agregue la
papaya, la piña, la col rizada, el coco rallado, y los cubos del hielo;
procese otra vez hasta que obtenga una mezcla tersa. Rinde 2 porciones.

El batido matutino de Cherie

   ½ pepino europeo, pelado si no es orgánico y cortado en trozos
   1 aguacate, pelado, sin hueso, y cortado en cuartos
   1 taza no muy apretada de hojas tiernas de espinaca
   El jugo de 1 lima [limón verde]
   1 cucharada del suplemento alimenticio "polvo verde" de su elección
       (opcional)
   2 a 3 cucharadas de almendra molida (opcional)

Combine todos los ingredientes en la licuadora y procese bien. Es-
polvoreé la almendra molida sobre el batido, al gusto. Rinde 1 porción.

Eliminador de grasa de arándano rojo y pera

2 peras (asiáticas o Bartlett)
1 pepino, pelado si no es orgánico
½ taza no muy apretada de hojas tiernas de espinaca
¼ de limón [amarillo], pelado si no es orgánico
2 cucharadas de arándanos rojos, frescos o congelados
½ a 1 trozo de raíz de jengibre de una pulgada [2,54 cm] fresca
6 cubos de hielo (opcionales)

Corte las peras y el pepino y licúe hasta tener un batido suave. Agregue el jugo, los arándanos rojos, el jengibre, y el hielo según se desee, y procese hasta que esté cremoso. Rinde 1 porción.

Diente de león matutino

½ manojo de hojas de diente de león
2 tallos de apio con hojas
1 trozo de raíz de jengibre de una pulgada [2,54 cm] fresco
1 melocotón, deshuesado
1 taza de moras, frescas o congeladas

Combine todos los ingredientes en la licuadora y procese hasta obtener un batido suave y cremoso. Rinde 2 porciones.

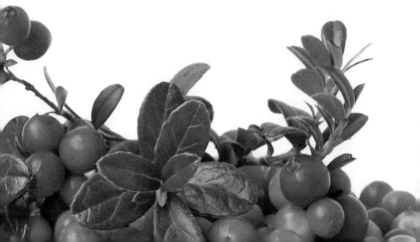

Quema grasa

La raíz de jengibre acelera el metabolismo, lo que ayuda a quemar más calorías.

1 taza de jugo de zanahoria
1 manzana, cortada en trozos
1 plátano, pelado y cortado en trozos
1 taza apretada de hojas tiernas de espinaca
1 trozo de raíz de jengibre de una pulgada [2,54 cm]
6 cubos de hielo

Coloque todos los ingredientes en la licuadora y procese hasta obtener un batido suave. Vierta en dos vasos y sirva frío. Rinde 2 porciones.

Delicia verde de moras

1 pepino, pelado si no es orgánico
½ manzana
1 tazas de moras (arándanos azules, zarzamoras, o frambuesas) frescas o descongeladas si estaban congeladas
3 a 4 hojas verde oscuro (berza, acelga roja, o col rizada)
1 trozo de raíz de jengibre de una pulgada [2,54 cm]
El jugo del ½ limón [amarillo]
1 aguacate, pelado, deshuesado, y cortado en trozos

Corte el pepino y la manzana en trozos. Coloque el pepino, las moras, y la manzana en la licuadora y procese hasta obtener un batido suave. Corte las verduras de hoja y el jengibre, y agréguelos a la licuadora junto con el jugo de limón y el aguacate. Procese hasta quedar bien licuado. Rinde 2 porciones.

Sueño de menta verde

1 taza de yogur natural
2 tazas de pepino, pelado si no es orgánico y cortado en cubos
   1 puñado de espinacas
2 cucharadas de cebolleta, cortada en trozos
½ cucharadita sal marina celta
¼ de taza de hojas de menta cortadas en trozos
1 diente del ajo, pelado y picado

Combine el yogurt con el pepino, la espinaca, el cebolleta, la sal, la menta, y el ajo en la licuadora. Procese en alta velocidad hasta que obtenga un batido suave. Vierta en dos vasos y sirva inmediatamente. O bien, puede verterlo en tazones y servirlo como sopa. Rinde 2 porciones.

Licuado de guayaba y piña

1 taza de leche de coco
1 taza de néctar de guayaba
1 taza de piña fresca o congelada en trozos
1 plátano congelado, cortado en trozos
½ taza no muy apretada de hojas tiernas de espinaca
1 cucharadita de extracto puro de vainilla
6 cubos de hielo (opcional, es posible que no lo necesite si usa fruta congelada)

Combine todos los ingredientes en la licuadora y procese hasta obtener un batido suave y cremoso. Vierta en dos vasos y sirva inmediatamente. Rinde 2 porciones.

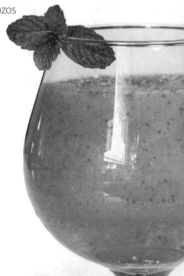

Piña colada verde

½ taza de leche de coco
1 taza de piña fresca, pelada y cortada en cubos
¼ de taza ligeramente apretada de coco rallado
1 puñado grande de espinacas
1 cucharadita de extracto puro de vainilla
4 a 5 gotas de stevia
1 plátano congelado, cortado en trozos
6 cubos de hielo

Vierta la leche en la licuadora y agregue la piña, el coco, la espinaca, la vainilla, la stevia, el plátano y el hielo. Procese en alta velocidad hasta obtener un batido suave y sirva inmediatamente. Rinde 2 porciones.

Bombo

1 taza de jugo de naranja fresco
1 plátano, pelado y cortado en trozos
1 taza no muy apretada de hojas tiernas de espinaca
½ taza de frambuesas frescas o congeladas
½ taza de arándanos azules, frescos o congelados
½ taza de zarzamoras, frescas o congelados
3 cubos de hielo si usa fruta congelada; 6 cubos de hielo si usa fruta fresca

Coloque todos los ingredientes en la licuadora y procese hasta obtener un batido suave. Vierta en dos vasos y sirva frío. Rinde 2 porciones.

Navega

1 papaya, pelada y cortada en trozos (aproximadamente 1 ½ taza); puede utilizar algunas de las semillas
1 taza apretada de hojas tiernas de espinaca
¾ taza de leche de coco
¼ de taza ligeramente apretada de coco rallado sin edulcorar
1 ½ cucharadita de ralladura de cáscara de lima [limón verde] orgánica, recién rallada
1 cucharadita de extracto puro de vainilla

Combine todos los ingredientes en la licuadora y procese hasta obtener un batido suave y cremoso. Sirva inmediatamente. Rinde 1 porción.

Batido verde del sudoeste

1 ¼ de tazas de jugo de zanahoria fresco (5 a 7 zanahorias medianas, o aproximadamente 1 libra [453,59 gramos] rinde 1 taza aprox.)
1 puñado de espinacas
1 aguacate, pelado, deshuesado y cortado en trozos
½ cucharadita de comino molido

Combine todos los ingredientes en la licuadora y procese hasta obtener un batido suave. Sirva frío. Rinde 1 a 2 porciones.

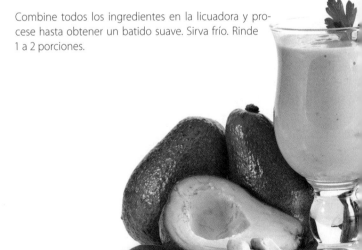

La chica especia

1 taza de jugo de manzana fresco (aproximadamente 2 manzanas)
1 plátano, pelado y cortado en trozos
1 trozo de media pulgada [1,27 cm] de raíz de jengibre (procese en el
    extractor de jugos con las manzanas o bien, ralle)
4 onzas [113,4 gramos] queso de soya orgánico suavizado
½ taza apretada de hojas tiernas de espinaca
½ cucharadita de canela
⅛ de cucharadita de pimienta negra molida
½ cucharadita de comino molido
⅛ de cucharadita de cardamomo molido

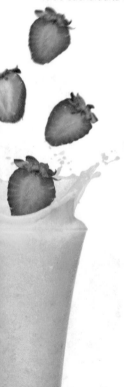

Combine todos los ingredientes en la licuadora y procese hasta obtener un batido
suave y cremoso. Vierta en dos vasos y sirva
frío. Rinde 2 porciones.

Crema de coco y fresa

½ taza de leche de almendra
5 onzas [141,5 gramos] de queso de soya
orgánico suavizado
⅓ de taza ligeramente apretada de coco
rallado
8 a 10 fresas, frescas o congeladas
½ taza no muy apretada de hojas tiernas de
espinaca
1 cucharadita de extracto puro de vainilla
6 cubos de hielo

Coloque todos los ingredientes en la licuadora y procese hasta obtener un batido
suave y cremoso. Sirva frío. Rinde 1 porción.

Paraíso de fresa

1 libra de fresas [453,59 gramos] con las hojas que las coronan
1 plátano maduro, pelado y cortado en trozos
1 puñado de espinacas
½ taza de queso de soya orgánico suavizado
½ taza de jugo de naranja fresco
6 a 8 cubos de hielo

Combine todos los ingredientes en la licuadora y procese hasta obtener un batido suave. Vierta en dos vasos y sirva frío. Rinde 2 porciones.

Batido verde estupendo

1 ¼ de taza de jugo de pepino fresco (aproximadamente 1 pepino grande o 2 medianos, pelados si no son orgánicos)
2 tallos de apio con hojas, procesadas en el extractor de jugos
1 hoja de col rizada, picada
1 aguacate, pelado, deshuesado, y cortado en trozos
1 diente de ajo, pelado
4 onzas [113,4 gramos] de queso de soya orgánico suavizado
½ taza de perejil de hoja plana cortado en trozos grandes
2 cucharaditas de cebolla dulce picada
1 cucharadita de eneldo deshidratado

Vierta el jugo del pepino y del apio en la licuadora; agregue la col rizada, el aguacate, el ajo, el queso de soya, el perejil, la cebolla y el eneldo. Licue en alta velocidad hasta obtener un batido suave y cremoso; sirva y beba inmediatamente pues su sabor no es agradable si se deja reposar. Rinde 2 porciones.

Escarchado tropical

1 taza de piña fresca, pelada y cortada en trozos
1 naranja, dividida en gajos
1 plátano congelado, cortado en trozos
1 taza de fresas frescas con las hojas que las coronan
1 taza apretada de hojas tiernas de espinaca
El jugo de 1 limón [amarillo]
El jugo de 1 naranja
6 a 8 cubos de hielo
Almendras molidas o semillas de chía opcional para decorar

Coloque todos los ingredientes en la licuadora y procese hasta obtener un batido suave. Vierta en dos vasos, y espolvoree la almendra molida o la semilla de chía por encima. Sirva frío. Rinde 2 porciones.

Golosina tropical

¾ de taza de agua de coco
1 papaya, pelada, con las semillas removidas, cortada en trozos y
        congelada (aproximadamente
1 ½ tazas)
1 ½ cucharadita de ralladura de cáscara de naranja orgánica, recién
        rallada
1 cucharadita de extracto puro de vainilla
1 taza de hojas tiernas de espinaca

Vierta la leche en la licuadora, después agregue la papaya, la cáscara de naranja, la vainilla y la espinaca. Procese en alta velocidad hasta obtener un batido suave y sirva inmediatamente. Rinde 2 porciones.

Compañero para la pérdida de peso

1 taza de leche de coco
1 taza de moras de su elección
½ taza apretada de hojas tiernas de espinaca
1 a 2 cucharadas de proteína en polvo de su preferencia
1 cucharada de aceite de coco virgen orgánico
2 cucharadas de linaza molida
1 cucharadita de extracto puro de vainilla
¼ de cucharadita de extracto de almendra
2 a 3 gotas de stevia
6 a 8 cubos del hielo

Combine todos los ingredientes en la licuadora con excepción del hielo y procese hasta obtener un batido suave y cremoso. Agregue el hielo después de que licúe el aceite de coco para que no se formen grumos. Usted puede utilizar más o menos hielo, dependiendo de qué tan frío prefiera su batido. Rinde 1 a 2 porciones.

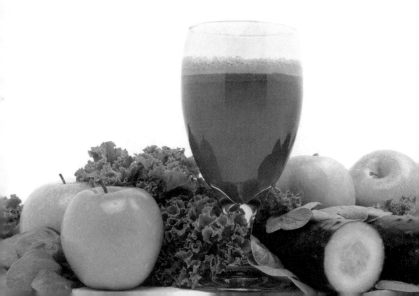

Recetas de alimentos vivos

Desayuno

Muesli de manzana

El avena es una buena fuente de vitaminas B, vitamina E, manganeso, cinc, selenio, níquel, molibdeno y vanadio. El avena contiene gluten (sustitúyala con granos de trigo sarraceno, si es sensible al gluten) y fitatos, un agente vinculador que puede provocar cierta pérdida de minerales si se consume con frecuencia.

Sumergir los granos durante la noche, como se recomienda aquí, degrada un poco el ácido fítico en el salvado.

½ taza de pasas
¼ de taza de hojuelas de avena
2 cucharadas de semillas de girasol
2 cucharadas de linaza
2 cucharadas de polen
½ cucharadita de ácido ascórbico (vitamina C en polvo)
½ taza de la leche de su preferencia
½ taza de manzana picada
½ cucharadita de extracto de canela o de canela molida

Coloque las pasas, el avena, las semillas de girasol, la linaza, el polen y el ácido ascórbico en un tazón y cúbralas con la leche. Cubra el tazón y déjelo remojar durante la noche en la nevera. Añada la manzana picada y la canela antes de servir. Rinde 1 ½ tazas.

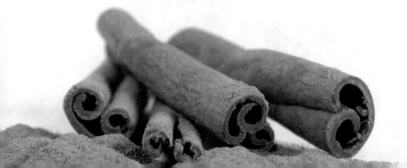

Muesli de limón

La linaza es rica en ácidos grasos omega-3 y una de las fuentes más ricas de lignanos. Para liberar estos nutrientes saludables para el corazón de la dura cubierta de la linaza, debe ser molida en una licuadora o molino de nueces. De otro modo, la linaza va a pasar a lo largo de su cuerpo sin mucho beneficio.

¼ de taza de hojuelas de avena
¼ taza de pasas
2 cucharadas de almendras
2 cucharadas de linaza
½ cucharadita de ácido ascórbico (vitamina C en polvo)
½ taza de la leche de su preferencia
1 cucharada de jugo de limón [amarillo] fresco
1 cucharadita de ralladura fresca de cáscara del limón
    preferentemente orgánico

Coloque el avena, las pasas, las almendras, la linaza y la vitamina C en un tazón; sirva la leche sobre ello. Cubra el tazón y póngalo en la nevera durante la noche. Añada el jugo y la ralladura de limón antes de servir y revuelva. Rinde alrededor de 1 taza.

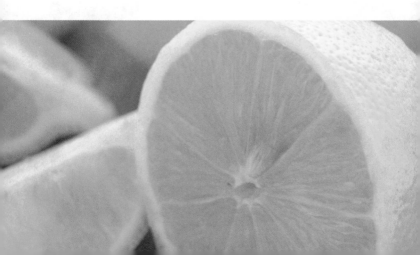

Germen de grano de trigo sarraceno

Ponga 1 taza (o tanto como guste) de granos de trigo sarraceno crudo en un tazón o en su germinador. Añada 2 a 3 tantos de agua fría purificada. Revuelva las semillas para asegurar un contacto homogéneo de todas las semillas con el agua. Permita que las semillas se remojen entre 6 a 8 horas. Vacíe el agua en la que estaban remojándose. Enjuague a conciencia con agua fría. Los granos generan un agua con bastante almidón; ¡es muy denso! No van a germinar bien a menos de que se enjuaguen bien, así que enjuáguelos hasta que el agua salga clara. Vacíe el agua por completo. Puede añadirlos a su germinador en este momento o simplemente coloque los granos en un colador y cúbralos con un trapo. Colóquelos lejos de la luz del sol directa a temperatura ambiente (70 grados [21,11 °C] es lo óptimo). Enjuague y cuele nuevamente en 4 a 8 horas. Rinde aproximadamente 1 ½ tazas de germinado.

Para su cereal matutino, el germen de trigo sarraceno es excelente servido con leche de arroz, avena o almendra y almendras molidas y canela espolvoreadas. También puede deshidratar el germen de trigo sarraceno como un cereal crujiente.

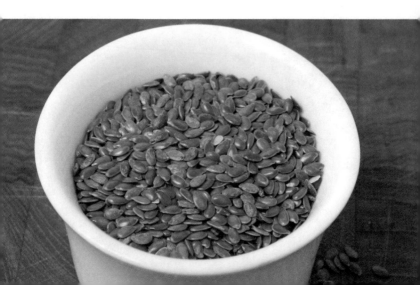

Ensaladas

Ensalada de manzana e hinojo con ralladura de limón

2 tazas de hinojo rebanado en juliana delgada
2 tazas de manzana, rebanadas en juliana delgadas
2 cucharadas de jugo de limón [amarillo] fresco
2 cucharadas de ralladura de limón [amarillo]
2 cucharadas de aceite de oliva extra virgen
2 cucharadas de tomillo fresco picado
1 raja de jalapeño, picada
1 cucharadita de sal marina celta

Coloque el hinojo y las rebanadas de manzana en un tazón; póngalo aparte. En un tazón pequeño bata el jugo de limón, la ralladura, el aceite de oliva, el tomillo, el jalapeño y la sal. Derrame el aderezo sobre la mezcla de hinojo y manzana y revuelva. Rinde 4 porciones.

Ensalada de invierno

1 toronja grande
2 bulbos pequeños de hinojo frescos, sin tallos ni hojas, cortados verticalmente a la mitad, en rebanadas delgadas como papel (ponga aparte las partes que descarte para hacerlas jugo)
1 taza de perejil fresco cortado
Aderezo Limón-Jengibre

Pele la toronja y corte la parte blanca. Separe en gajos y rebane en trozos. Combine la toronja, el hinojo y el perejil. Añada el aderezo Limón-Jengibre al gusto y revuelva. Rinde 2 porciones.

Aderezo limón-jengibre

2 limones [amarillos] hechos jugo
1 trozo de raíz de jengibre de dos pulgadas [5,08 cm], rallado
½ taza de aceite de oliva extra virgen
2 dientes de ajo, pelados y machacados
3 cucharadas de miso
2 cucharadas de shoyu [salsa de soya]
2 a 3 cucharadas de miel cruda o miel de maple pura

Mezcle todos los ingredientes en una licuadora. Si es necesario, añada agua para adelgazar. Rinde 1 taza.

Ensalada de germen de quinoa

La quinoa es una semilla, no un grano, pero puede sustituir cualquier grano. Es alta en proteína, completa con todos los ocho aminoácidos esenciales y es libre de gluten.

2 tazas de germen de quinoa
2 aguacates, picados en cuadritos
2 tomates, picados en cuadritos
1 diente de ajo picado
½ taza de cilantro picado (opcional)
3 cucharadas de levadura nutricional
1 cucharadita de comino
½ cucharadita de sal marina celta
El jugo de 1 lima [limón verde]

Remoje la quinoa durante la noche y luego déjela germinar durante dos días. Coloque la quinoa en un tazón con los ingredientes restantes. Revuelva y sirva en una cama de hojas verdes o en burritos crudos. Rinde 4 porciones.

Ensalada de jengibre y berro

4 tazas de berro rallado
1 cucharada de raíz de jengibre rallada
¼ taza de aceite de oliva extra virgen
¼ de taza de jugo de limón [amarillo] fresco

Ralle finamente los berros con el procesador de alimentos o con un rallador. En un tazón pequeño, combine los berros, el jengibre, el aceite de oliva y el jugo de limón. Revuelva y permita que los sabores se mezclen durante algunos minutos antes de servir. Rinde 4 porciones.

Platos fuertes

Fideos de calabaza italiana cruda con salsa marinara

6 a 8 calabazas italianas firmes y/o calabazas amarillas de cuello
    curvado
1 taza de salsa marinara
Albahaca fresca, picada al gusto (opcional)
Rebanadas de aguacate (opcional)

Utilice un rebanador de verduras en espiral o spirooli para hacer largos fideos delgados de calabaza italiana. De ser posible, haga los fideos de calabaza italiana unas seis horas antes de servirlos, y permita que los fideos reposen en un tazón descubierto a temperatura ambiente, lo cual puede mejorar su textura.

Agregue salsa marinara sobre los fideos, revuelva ligeramente los fideos con la salsa y sirva. Remate con la albahaca fresca picada y/o rebanadas de aguacate. Rinde 3 a 4 porciones.

Usted también puede usar la Salsa de Pesto Crudo. O puede hacer mi favorito: un platillo sencillo de fideos de calabaza italiana mezclados con varias cucharadas de aceite de oliva extra virgen, 2 a 3 dientes de ajo machacados, ¼ de taza de aceitunas secadas al sol y ¼ de albahaca fresca picada. Espolvoree sal al gusto y sirva.

Salsa marinara

1 taza de tomates secados al sol
1 ½ tazas de tomates licuados
2 cucharadas de cebolla picada
2 dientes de ajo pelados
2 cucharadas de aceite de oliva extra virgen
½ de taza de jugo de limón [amarillo] fresco
Sal marina celta, al gusto

Combine todos los ingredientes en una licuadora y procese hasta
que alcance la consistencia deseada. Rinde unas 3 tazas.

Salsa de pesto crudo

½ a ¾ de taza de nueces de pino crudas
¼ de albahaca orgánica fresca sin tallos
2 cucharadas de aceite de oliva extra virgen
1 a 2 cucharadas de jugo de limón [amarillo] fresco
1 a 2 dientes de ajo
1 cucharadita de sal marina celta
¼ de taza de agua purificada, reservada

Añada todos los ingredientes a un procesador de alimentos o a
una licuadora. Pulse la mezcla en el procesador de alimentos, aña-
diendo 1 cucharada de agua a la vez para ayudar a facilitar el procesado con el fin de alcanzar la consistencia deseada para la salsa.
Rinde alrededor de 1 ¼ tazas.

Paté de girasol de Nan

Las semillas de girasol son una excelente fuente de vitamina E, el antioxidante principal liposoluble del cuerpo. La vitamina E tiene efectos antiinflamatorios importantes que dan como resultado la reducción de los síntomas del asma, artrosis y artritis reumatoide, condiciones en las que los radicales libres y la inflamación tienen un papel preponderante.

3 tazas de semillas de girasol, remojadas entre 8 a 12 horas; enjuague y deje germinar durante 4 horas.
1 taza de jugo de limón [amarillo] fresco
½ taza de cebolletas, picadas
¼ a ½ tasa de tahina cruda
¼ de taza de Liquid Aminos o de salsa de soya
2 a 4 rebanadas de cebolla roja, cortada en pedazos
4 a 6 cucharadas de perejil picado
2 a 3 dientes de ajo medianos
½ cucharadita de pimienta de cayena
1 a 2 cucharadas de jengibre picado
1 cucharadita de comino molido

Mezcle todos los ingredientes en el procesador de alimentos hasta que todos los ingredientes estén suaves y cremosos. Esta mezcla debería estar más del lado espeso que del delgado. Añada un poco de agua de ser necesario. Rinde 7 a 8 tazas.

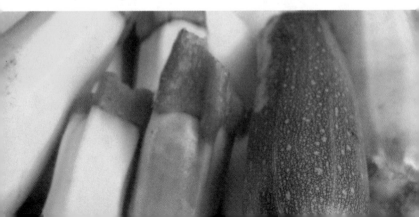

Faláfel de almendras

    3 tazas de almendras, sumergidas en agua
    1 ½ tazas de semillas de girasol sumergidas en agua
    El jugo de 2 limones [amarillo]
    4 dientes de ajo finamente picados
    ½ tasa de tahina cruda
    1 ½ cucharada de curry
    3 tazas de hojas como perejil, cilantro o col rizada, finamente picadas
       (utilice el procesador de alimentos o pique finamente)

Remoje las nueces y las semillas durante varias horas. Saque las almendras del remojo y colóquelas en el procesador de alimentos y pique finamente. Póngalas aparte en un tazón mediano. Saque del remojo las semillas de girasol, procéselas, colóquelas en el tazón y añada el jugo de limón. Agregue el ajo, la tahina, el curry y las hojas. Mezcle todo junto y amase con sus manos. Dele la forma de pequeñas hamburguesas y sírvalas frescas, o deshidrátelas a 105 grados [65,56 ºC] entre 4 y 5 horas. Sirva con la Salsa de Girasol y Eneldo. Rinde 6 porciones.

Salsa de girasol y eneldo

    2 tazas de semillas de girasol crudas, puestas en remojo entre 8 y 12
       horas.
    ⅔ de taza de jugo de limón [amarillo] o 1 pepino pelado
    ⅓ de aceite de oliva extra virgen
    2 cucharadas de ajo picado
    1 cucharadita de sal marina celta
    6 cucharadas de eneldo fresco cortado en trozos o 2 cucharadas de
       eneldo seco

En una licuadora de alta velocidad, licúe las semillas de girasol con el jugo de limón o pepino, el aceite de oliva, el ajo y sal hasta que esté suave. Agregue el eneldo accionando la licuadora en impulsos breves. Se puede añadir más pepino para la consistencia deseada si es necesario. Rinde unas 3 a 3 ¼ tazas.

Salsa de zanahoria con espárrago y guisantes frescos sobre arroz

1 taza de arroz integral o quinoa
1 ½ taza de jugo de zanahoria (aproximadamente 8 a 11 zanahorias)
½ taza de nueces de la India crudas
2 cucharadas de miso blanco o amarillo
1 libra [453,6] de espárrago fresco
½ taza de guisantes frescos o congelados
2 cucharadas de cebolleta, cortada en trozos
¼ de taza de mitades de tomate secados al sol marinados, rebanados
    finamente
2 dientes de ajo, prensados
3 cucharadas de albahaca fresca finamente cortada

Cocine el arroz integral o la quinoa siguiendo las instrucciones.

Mientras el arroz o la quinoa se estén cocinando, combine el jugo de zanahoria, las nueces de la India y el miso en una licuadora o procesador de alimentos, licuando en velocidad alta hasta que las nueces de la India ya no estén grumosas y la mezcla sea tersa y cremosa. Remueva las puntas de los espárragos. Corte la porción tierna superior en pedazos de 1 pulgada [2,54 cm].

En una sartén de tamaño mediano combine la mezcla del jugo de zanahoria y el espárrago. Llévelo a hervir y luego reduzca el calor a fuego lento, moviéndolo ocasionalmente durante 2 a 3 minutos. Añada los guisantes y cocine a fuego lento hasta que el espárrago esté tierno, alrededor de 2 minutos. Añada la cebolleta, los tomates secados al sol y el ajo mezclando bien; cocine a fuego lento durante 1 a 2 minutos. Remueva la salsa del calor.

Divida el arroz o la quinoa en 4 porciones. Agregue sobre cada porción alrededor de ¼ de la salsa y espolvoree la albahaca cortada sobre cada porción. Rinde 4 porciones.

Calabaza bellota rellena de Nicole

1 calabaza bellota
½ taza de carne de pavo molido alimentado con pasto
¼ de taza de quinoa
1 a 2 dientes de ajo, prensados
1 cucharadita de albahaca
½ a 1 cucharadita de sal marina celta
½ cucharadita de comino
½ cucharadita de paprika
Tiras de Pimiento Morrón Rojo

Hornee la calabaza bellota a 400 grados [204,4 ºC] durante 20 minutos. Sáquela del horno; corte la calabaza bellota a la mitad y remueva las semillas. Regrese al horno y hornee durante 25 minutos o hasta que esté suave. Añada un poco de agua al molde para hornear acelerará el proceso de horneado.

Mientras la calabaza se esté horneando, cocine el pavo molido y la quinoa en sartenes aparte. Cuando estén cocidos, coloque el pavo y la quinoa en un tazón y añada la albahaca, la sal, el comino y la paprika. Mueva hasta que se mezcle bien. Coloque la mitad de la mezcla en cada mitad de la calabaza bellota. Decore con varias tiras de pimiento morrón rojo.

Postres saludables

Torta de limón

1 taza de nueces de la India, que se hayan remojado durante 8 horas.
2 limones rallados
El jugo de 2 limones [amarillos]
2 cucharadas de miel de maple puro
1 naranja pelada
1 cucharada de polvo de psilio
Base de galleta escocesa (esta página)

Mezcle todos los ingredientes, excepto el psilio, en una licuadora hasta que la mezcla tenga la consistencia de crema batida. Envuelva el psilio. Derrame sobre la base de galleta escocesa, cubra con film plástico y congele por lo menos 1 hora. Saque del congelador y refrigere unos 30 minutos antes de servir. Rinde 4 porciones.

Base de galleta escocesa

2 ½ tazas de coco rallado
½ taza de nueces de la India, que se hayan
    remojado durante 1 hora
2 cucharadas de miel

Coloque el coco en la licuadora y comience en baja velocidad y luego suba a alta. A medida que se forme un hueco en el centro añada las nueces de la India hasta un estado grumoso. Luego añada la miel. Utilice una espátula de ser necesario para mezclar. Licúe hasta que la mezcla se caliente un poco. Coloque la masa presionando el fondo y los costados de 1 o 4 moldes de tarta. Rinde para 4 pequeñas tartas o 1 tarta grande para usarla con sus rellenos preferidos.

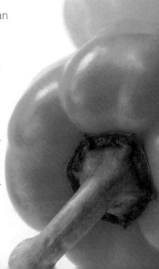

Parfait veraniego de durazno

7 duraznos, pelados y cortados en rebanadas delgadas
2 tazas de almendras crudas, remojadas en 3 tazas de agua purificada
    durante 6 a 12 horas.
4 cucharadas de mantequilla de almendra cruda
¼ de taza de miel o de miel de maple
½ taza de jugo de naranja fresco
2 cucharadas de extracto puro de vainilla
2 cucharaditas de canela
4 cucharaditas de nuez moscada
Una pizca de sal marina celta
2 pintas [950 ml] de arándanos azules (opcional)

Licúe 1 durazno pelado y los ingredientes restantes excepto los arándanos azules. Añada más jugo de naranja según sea necesario para ayudar a licuar hasta que se llegue a la consistencia de una natilla. En moldes para parfait haga capas de duraznos, natilla, duraznos, natilla; decore en la parte superior con los arándanos azules (si los está usando). Rinde 8 porciones.

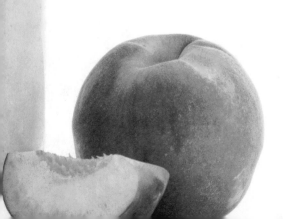

NOTAS

Capítulo 2
La pequeña glándula con gran influencia

1. Bodil-Cecilie Sondergaard et al., "The Effect of Oral Calcitonin on Cartilage Turnover and Surface Erosion in an Ovariectomized Rat Model" [El efecto de la calcitonina oral en la rotación de cartílago y la erosión superficial de un modelo de rata con ooforectomía], *Arthritis and Rheumatism* [Artritis y reumatismo] 56, no. 8 (agosto 2007): 2647–2678.

2. Na Li et al., "Dibutyl Phthalate Contributes to Thyroid Receptor Antagonistic Activity in Drinking Water Processes" [El ftalato de dibutilo contribuye con la actividad receptor antagonista en los procesos de agua potable], *Environmental Science and Technology* [Ciencia y Tecnología Ambiental] 44, no. 17 (1 de septiembre de 2010): 6863–6868.

3. Kellyn S. Betts, "Thyroid Insult: Flame Retardants Linked to Alterations in Pregnant Women's TSH Levels" [Insulto a la tiroides: Retardantes de fuego vinculados con alteraciones en niveles de TSH de mujeres embarazadas], *Environmental Health Perspectives* [Perspectivas de Salud Ambiental] 118, no. 10 (octubre 2010): 445.

4. Rachel A. Heimeier et al., "The Xenoestrogen Bisphenol A Inhibits Postembryonic Vertebrate Development by Antagonizing Gene Regulation by Thyroid Hormone" [El Xenoestrógeno Bisfenol A inhibe el desarrollo postembrionario vertebrado por regulación de gen antagónico por parte de las hormonas tiroideas], *Endocrinology* [Endocrinología] 150, no. 6 (junio 2009): 2964–2943.

5. Lyn Patrick, "Thyroid Disruption: Mechanisms and Clinical Implications in Human Health" [Alteración tiroidea: Mecanismos e implicaciones clínicas en la salud humana] *Alternative Medicine Review* [Revista de Medicina Alternativa] 14, no. 4 (diciembre 2009): 326–346.

6. University of Exeter, "Stain Repellent Chemical Linked to Thyroid Disease in Adults" [Sustancia repelente de manchas es vinculada con enfermedad de la tiroides en los adultos], 21 de enero de 2010, http://medicine.exeter.ac.uk/news/2010/title_53134_en.html (consultado el 18 de febrero de 2015).

7. Environmental Working Group, "44 Million Women at Risk of Thyroid Deficiency From Rocket Fuel Chemical" [44 millones de mujeres en riesgo de deficiencia tiroidea por químico en combustible de cohetes],

boletín de prensa, 4 de octubre de 2006, http://www.ewg.org/news/
news-releases/2006/10/04/44-million-women-risk-thyroid-deficiency
-rocket-fuel-chemical (consultado el 18 de febrero de 2015).

8. Craig Steinmaus, Mark D. Miller, and Robert Howd, "Impact of
Smoking and Thiocyanate on Perchlorate and Thyroid Hormone Asso-
ciations in the 2001–2002 National Health and Nutrition Examination
Survey" [Impacto de fumar y las relaciones entre el perclorato y las
hormonas tiroideas en el Estudio de Nutrición y Salud Nacional 2001–
2002] *Environmental Health Perspectives* [Perspectivas de Salud Am-
biental] 115, no. 9 (septiembre 2007): 1333–1338.

9. L. Kotze et al., "Thyroid Disorders in Brazilian Patients With Celiac
Disease" [Trastornos tiroideos en pacientes brasileños con enfermedad
celíaca], *Journal of Clinical Gastroenterology* [Revista Médica de Gas-
troenterología Clínica] 40, no. 1 (enero 2006): 33–36.

10. Andrea McCreery, "How to Protect Yourself From Radiation Expo-
sure" [Cómo protegerse a uno mismo de la exposición a la radicación],
Life-Sources.com, 17 de marzo de 2011, http://www.life-sources.com/
news/70/How-to-Protect-Yourself-from-Radiation-Exposure.html (consultado el 18 de febrero de 2015).

11. Ahmet Koyua et al., "Effects of 900 MHz Electromagnetic Field on
TSH and Thyroid Hormones in Rats" [Efectos del campo electromag-
nético de 900 MHz en las hormonas tiroideas de las ratas], *Toxicology
Letters* [Letras de Toxicología] 157, nos. 3, 4 (julio 2005): 257–262.

Capítulo 3
Cómo volver a estar mejor que normal

1. Joseph Mercola, "McDonald's and Biophoton Deficiency" [McDonald's
y la deficiencia en biofotones], Mercola .com, August 21, 2002, http://
articles.mercola.com/sites/articles/archive/2002/08/21/biophoton.aspx
(consultado el 18 de febrero de 2015).

2. John Switzer, "Bio-Photon Nutrition and Wild Green Energy Cocktails
for Optimal Health (English)" [Nutrición con biofotones y cócteles de
energía verde para una salud óptima (inglés)], 21 de mayo de 2009,
http://tinyurl.com/lkxqve4 (consultado el 18 de febrero de 2015).

3. Tan Vinh, "Power Meals: Seahawks Chef Plays Key Role in Team's
Success" [Comidas de energía: Chef de los Seahawks tiene posición
clave en el éxito del equipo], *Seattle Times*, 9 de enero de 2014, http://

www.seattletimes.com/seattle-news/power-meals-seahawks-chef-plays
-key-role-in-teamrsquos-success/ (consultado el 24 de febrero de 2015).

Capítulo 4
Lo que usted no sabe que podría estar matando su tiroides

1. Ryan Robbins, "Are Nonstick Pans Linked to Thyroid Disease?"
[¿Están los sartenes antiadherentes vinculados con la enfermedad
tiroidea?], Bastyr University Health Tips [Consejos de Salud de la
Bastyr University], 26 de enero de 2011, http://bastyr.edu/news/news
.asp?NewsID=2272 (consultado el 10 de marzo de 2011).

2. *Environmental Health Perspectives*, "Stain Repellent Chemical Linked
to Thyroid Disease in U.S. Adults."

3. Robbins, "Are Nonstick Pans Linked to Thyroid Disease?"

4. R. L. Divi, H. C. Chang, and D. R. Doerge, "Anti-Thyroid Isoflavones
From Soybean: Isolation, Characterization, and Mechanisms of Action"
[Isoflavones anti-tiroideos del frijol de soya: aislamiento, caracteriza-
ción y mecanismos de acción], *Biochemical Pharmacology* [Farmaco-
logía Bioquímica] 54, no. 10 (15 de noviembre de 1997): 1087–1096.

5. Mary Shomon, "Do Soy Products Negatively Affect Your Thyroid?"
[¿Los productos de soya afectan negativamente su tiroides?], Thyroid–
Info.com, http://www.thyroid-inf0.com/articles/soydangers.htm (consul-
tado el 4 de diciembre de 2014).

6. P. Fort et al., "Breast and Soy-Formula Feeding in Early Infancy and
the Prevalence of Autoimmune Thyroid Disease in Children" [Lac-
tancia de pecho y fórmula de soya en la infancia temprana y la preva-
lencia de la enfermedad tiroidea autoinmune en los niños], *Journal of
the American College of Nutrition* [Revista Médica del American College of Nutrition] 9, no. 2 (Abril 1990): 164–167.

7. Kotze, "Thyroid Disorders in Brazilian Patients With Celiac Disease."

8. Chris Kessler, "The Gluten-Thyroid Connection" [La conexión gluten-
tiroides], http://chriskresser.com/the-gluten-thyroid-connection (consultado el 20 de febrero de 2015).

9. *Ibíd.*

10. *Ibíd.*

11. S. Pavelka, "Metabolism of Bromide and Its Interference With the
Metabolism of Iodine" [Metabolismo del bromo y su interferencia

con el metabolismo del yodo], *Physiological Research* [Investigación Psicológica] 53, Suppl. 1 (2004): S80–S90.

12. *Ibíd.*

13. C. Pelletier, P. Imbeault, and A. Tremblay, "Energy Balance and Pollution by Organochlorines and Polychlorinated Biphenyls" [Balance entre energía y contaminación por compuestos de organocloro y bifenilos policlorados], *Obesity Reviews* [Revista de Obesidad] 4, no. 1 (febrero 2003): 17–24.

14. TruthAboutSplenda.com, "Frequently Asked Questions" [Preguntas Frecuentes], http://www.truthaboutsplenda.com/resources/faqs.html (consultado el 20 de febrero de 2015).

15. Deanna Dean, "An Underactive Thyroid May Be Cause of Your High Cholesterol" [Una tiroides hipoactiva podría ser la causa de su colesterol alto], Naturalnews.com, 19 de mayo de 2010, http://www.naturalnews.com/028816_thyroid_high_cholesterol.html (consultado el 20 de febrero de 2015).

Capítulo 5
Nutra su tiroides con alimentos vivos

1. Sciencedaily.com, "Brain Chemical Boosts Body Heat, Aids in Calorie Burn, UT Southwestern Research Suggests" [Sustancia química cerebral impulsa calor del cuerpo, ayuda en quema de calorías, sugiere investigación de UT Southwestern], 7 de julio de 2010, www.sciencedaily.com/releases/2010/07/100706123015.htm (consultado el 24 de febrero de 2015).

2. ScienceDaily.com, "Peppers May Increase Energy Expenditure in People Trying to Lose Weight" [Los chiles podrían incrementar gasto de energía en las personas que están tratando de bajar de peso], 28 de abril de 2010, http://www.sciencedaily.com/releases/2010/04/100427190934.htm (consultado el 24 de febrero de 2015).

3. Environmental Working Group, "EWG's 2013 Shopper's Guide to Pesticides in Produce" [La guía del comprador sobre pesticidas en frutas y verduras 2013 del EWG], http://www.ewg.org/foodnews/summary.php (consultado el 18 de febrero de 2015).

4. *Ibíd.*

PARA MÁS INFORMACIÓN

Inscríbase al Juice Newsletter [Boletín de los Jugos] gratuito de La Dama de los Jugos en www.juiceladyinfo.com.

Sitio web de Cherie: www.juiceladycherie.com (información en inglés sobre hacer y beber jugos y bajar de peso)

Los retiros de salud y bienestar con jugo de La Dama de los Jugos

¡Lo invito a que nos acompañe durante una semana que puede cambiar su vida! Nuestros retiros ofrecen alimentos crudos orgánicos de alta cocina con un ayuno de jugos de tres días a media semana. Ofrecemos clases interesantes e informativas en un hermoso y pacífico escenario donde usted podrá experimentar sanidad y restauración del cuerpo y del alma. Para más información, un folleto y las fechas de los retiros, llame al 866-843-8935 en Estados Unidos.

Programe una consulta de nutrición con la Dama de los Jugos: Llame al 866-8GETWEL (866-843-8935).

Extractores de jugo

Descubra cuáles son los mejores extractores de jugo recomendados por Cherie Calbom. Llame al 866-8GETWEL (866-843-8935) en Estados Unidos o visite http://www.juiceladycherie.com/Juice/store/.

Deshidratadores

Encuentre los mejores deshidratadores recomendados por Cherie Calbom. Llame al 866-8GETWEL (866-843-8935) en Estados Unidos o visite http://www.juiceladycherie.com/Juice/store/.

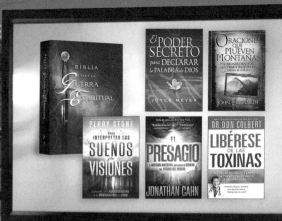
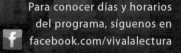